Los Mil Disfraces del Contrincante de Jacinto

Los Mil Disfraces del Contrincante de Jacinto

Por el fundador del Grupo:
LIBERTAD Y SUPERACION

PEDRO CASADOS

Para pedidos de copias adicionales de este libro, por favor contacte con:
Palibrio
1663 Liberty Drive, Suite 200
Bloomington, IN 47403
Llamadas desde los EE.UU. 877.407.5847
Llamadas internacionales +1.812.671.9757
Fax: +1.812.355.1576
ventas@palibrio.com
363982

ÍNDICE

DEDICATORIA

Este escrito es dedicado para ti querido/a lector/a. tú que buscas incansablemente lo que quieres y confías encontrar algo importante en la lectura, por eso este libro es dedicado en tu honor y lo escribí con toda la intención en que te pueda ofrecer una gran esperanza a tus ideales.

Este escrito es dedicado para ti, que aunque no te conozca créeme que al escribir este libro también pensé en ti. No lo leas pensando qué te puedo enseñar, sino con la intención de sacar el mayor provecho positivo para ti.

Este escrito es dedicado también, para todas las personas que han asistido a los seminarios de superación personal y de Transformación de vida. Pues gracias a muchos de sus comentarios me ayudaron a inspirarme a realizar esta obra. Sobre todo a las personas que están trabajando para liberarse por completo de su contrincante. Felicidades.

Especialmente Para Ti...

Este Librito es Para:

_____

_____

_____

_____

_____

De: _____

AGRADECIMIENTOS

Para ese mar (Dios) tan profundo, tan inmenso y abundante. Gracias inmenso mar que me permitiste ser una gota para fundirme con tu gracia infinita.

Para todos mis vecinos y familias conocidas en especial la familia Favela y familia Rodríguez. También para todo ser humano que representa una fuente de inspiración. La creación, los animales y las plantas que han sido de gran ayuda en mi crecimiento hasta hoy.

Para Agustín Gildo, los hermanos: Jesús y Guadalupe Leyva, Adriana Magaña; Pablo Flores, Agustín Jr. Virginio Romero, Wendy Cabrera, las hermanas: Irene, Heriberta y Elizabeth Gómez.

Para mis asesoras representantes: Sofía Palacios y Anita López. Y a todo el equipo de la editorial Palibrio.

INTRODUCCIÓN

Durante el paso de nuestra vida en el mundo, aprendemos innumerables cosas, habilidades, profesiones, cualidades, las cuales nos ayudan de acuerdo a la ocasión por consiguiente todos somos útiles y necesarios siempre, unos de una manera, otros de otra. Cada quién vive y lucha de acuerdo a sus ideales; todos aspiramos lograr algo importante, al menos para uno, vamos por el mundo siempre en busca de lo que soñamos y deseamos obtener; esto nos hace personas soñadoras, emprendedoras, hasta convertirnos en verdaderos guerreros y sin importar porque luchas todo está muy bien. Siempre que luches por algo lo obtendrás si no te rindes antes independientemente de lo que sea, aunque para otras personas sea algo malo, si para ti es bueno valdrá la pena luchar por eso. Sin embargo al final de tu vida solo habrán valido la pena tres cosas:

1. **Cuanto te amaste.**
2. **Cuanto disfrutaste durante la estancia.**
3. **Tener la satisfacción, felicidad y la paz de haber logrado lo que querías.**

Cuando después de luchar e ir por tus éxitos, batalla tras batalla y finalmente ganas la guerra, llegas a poseer el tesoro más preciado para ti, lo que siempre soñaste ya lo tienes, entonces te puedes jubilar como buen guerrero/a vencedor y entregarte a vivir. Más cada guerrero que sabe porque lucha, disfruta cada batalla. Te recomiendo que en cada problema que enfrentes no te preocupes como lo hacías antes, desde hoy disfrútalos pues también cada problema es único. Entrégate a disfrutar tu vida hasta llegar a disfrutar de hacer lo que no te gusta hacer. Digamos que no te gusta barrer pero lo tienes que hacer, pues mientras barres disfruta ese tiempo que vives; si lo haces enfadado/a, barres y te pierdes de vivir feliz. Por eso: **se feliz aún haciendo lo que no te gusta.** En este libro encontrarás las herramientas necesarias para lograrlo, en la historia de Jacinto, su enemigo y el anciano su maestro.

1.- **Cuanto te amaste.** Cuanto te hayas preferido sin egoísmo. Cuanta libertad te hayas brindado, porque amar es preferencia y libertad. Si te amas eres libre, si eres libre, entonces te prefieres y por lo tanto no se reflejará en ti sino en tu prójimo; porque de tal manera que ames a tu prójimo, te amas a ti y según respetes su libertad es la medida en que te respetas a ti.

2.- **Cuanto disfrutaste durante la estancia.** Recuerda que para todo solo tienes una sola oportunidad y nada más. Cada minuto, cada instante en este mundo es único; cada día, cada experiencia jamás la volverás a vivir. Es como mirar pasar un ave volando, o a alguien sonriendo, el ave la podrás ver muchas veces pero nunca igual como aquel momento que pasó. Al igual ese alguien, cada sonrisa es única, después seguirá sonriendo muchas veces pero cada sonrisa es única.

3.- **Tener la satisfacción, felicidad y la paz de haber logrado lo que querías.** No importa la edad que tengas ahora, si ya vas avanzado/a, si ya lo conseguiste, o vas comenzando; lo interesante es que todos estamos sobre el mismo objetivo que es la paz y la felicidad. Nunca desistas de tu mayor sueño en la vida. Recuerda, tú tienes todo el derecho a realizarte y gozar, por eso estas aquí, eres un ser maravilloso ante toda la creación; vive y se feliz muy feliz.

La persona que se convierte en el camino de la felicidad, será feliz sin importar donde se encuentre, con quien esté; con lo que tenga, como esté y nunca le faltará nada. Son las personas que suelen ser felices haciendo lo que hacen. En este escrito no solo te presento una historia fantasiosa o irreal, sino una con los medios en que puedas apoyarte y sacar tus ideales adelante. Contiene algunos ejemplos reales para tomar el mando ante nuestro enemigo que nos está ayudando a complicarnos la labor de cada día. Puesto que el enemigo que se menciona en esta obra es verdadero; vive en cada persona y su mayor trabajo es: impedir a la persona, que logre realizar sus planes. Pero no te alarmes, ese contrincante por sí solo no tiene poder, la fuerza se la das tú, cuando lo descubres le comienzas a quitar ese control; pues es como ese dicho tan sabio que alguien dijo: **"entre mas luches contra tu enemigo más fuerte lo haces."** Por último, si llegaras a encontrar algo que te ofenda en este libro, por favor, no te lo tomes muy apecho, no es contra ti, es contra tu contrincante y nada más.

**Toda persona actúa según su conocimiento
y de acuerdo a su programación separa
lo bueno de lo malo y actúa siempre
pensando hacer el bien,
aunque para otros no lo sea.**

LOS PADRES DE JACINTO

En un cierto poblado, había una pareja que no tenían mucho de estar casados, vivían de acuerdo a las tradiciones del pueblo; el esposo trabajaba en el campo y a veces ayudándoles a sus vecinos en algún otro trabajo. Mientras que la esposa se encargaba de los quehaceres de la casa; no tenían problema alguno con nadie, eran personas pacificas y hacían todo lo posible por obedecer las reglas y mandatos de Dios. Sin embargo en esos lugares no había personas que les orientaran y les explicara cual era la verdadera realidad de obedecer a Dios, sin hacerse daño así mismos por la inocencia de no saber interpretar el anuncio.

Cuando ambos pensaron que ya era tiempo de tener un hijo, comenzaron a planear el embarazo. Dos meses después la joven esposa quedó embarazada y cuando estuvo segura le dio la noticia a su esposo y juntos, muy felices lo festejaron dando las gracias a Dios. Como pasa en un buen número de las parejas, cuando hay la noticia de un hijo en camino, ambos se sienten más unidos, más comprometidos y con más felicidad. También sus vecinos compartían su alegría, aconsejándolos ya desde mucho tiempo antes de nacer el nuevo miembro de la familia, como educarlo, como ser padres muy buenos. Era tanta la armonía de la pareja, que todas las tardes platicaban de su bebé. Semanas y meses fueron pasando, entre mas se acercaba el tiempo de dar a luz, ellos más felices eran y esperaban ansiosos la llegada de su bebé. Se acercaba también la fiesta patronal del templo del pueblo y en las vísperas de la fiesta, a la futura mamá le llegaron los primeros dolores del parto. El esposo corrió a la clínica para que le ayudaran, el único doctor en la clínica llamó a una enfermera para que le acompañara, al llegar donde estaba la joven embarazada el doctor se dio cuenta que la mujer estaba muy asustada y a punto de dar a luz.

Entonces dijo a la enfermera: este parto será fácil, y rápido; así que prepárese para recibir al bebé. La enfermera que también era primeriza en ayudar a un parto temblaba de miedo. Sin embargo dos horas más tarde estaba naciendo el bebé. Fue un lindo niño, que por nacer en vísperas de la fiesta de San Jacinto, sus padres felices con su hijo decidieron nombrarlo "Jacinto". Había nacido no uno más, si no alguien importante como todos nosotros al llegar a este mundo, no fuimos uno/a mas en el mundo si no, uno/a especial con las mismas oportunidades que tienen todo/as en el mundo. Pero de este pueblo, era el primero que nacía para desenmascarar al mayor contrincante de su vida. Este niño, un día se convertiría en el guerrero invencible que hasta la gente de su pueblo lo desconocería un tiempo. Los padres y vecinos miraban al recién nacido entusiasmados, todo era normal, el niño era lindo; era demasiado normal para que alguien se diera cuenta que acababa de nacer el que le haría la guerra directamente al enemigo; su nombre, ya se lo habían elegido, era: Jacinto.

Querido/a lector/a, no importa la edad que tengas ahora, pero cuando tú llegaste a este mundo, llegaste portando la misma especialidad de Jacinto. En este libro te ofrecemos los primeros pasos para convertirte en un/a buen/a guerrero/a en el ambiente donde vives. La primera misión para ti, es: comprometerte a leer todo este libro. ¿Es un reto para ti? ¿Se te hace imposible terminarlo? Si es complicado comprometerte, y aun así lo haces, habrás vencido tu primer obstáculo como guerrero/a; si no es reto, entonces prepárate para disfrutar de la historia de Jacinto contra su contrincante. Recuerda que, en el pueblo, todos al llegar traían el escudo de guerrero, sin embargo Jacinto fue el primero en usarlo; tal vez en el lugar donde vives pasa lo mismo y tú, seas quien dé el primer paso con la valentía de un/a gran guerrero/a. "Buena suerte y adelante."

Si todo el mundo es responsable de lo que me pasa, entonces es el mundo que tiene que cambiar para que a mí me vaya bien y no sufra; pero, ¿Si el mundo no decide cambiar nunca?

Y AQUÍ COMIENZA LA HISTORIA DE JACINTO

El tiempo siguió su marcha y el niño fue creciendo; iba a cumplir su primer año y ya comenzaba a caminar, tan feliz de vivir y experimentar todo lo cual para él, era nuevo y excitante de emoción; había momentos que se quedaba mirando a su madre que corría de repente gritando, se va a caer, se va a caer. Esos repentinos gritos hacia que se le doblaran sus débiles piernitas; el pequeño Chinto, así le llamaban; no podía entender porque cada vez que se ponía de pie ella corría y gritaba, su cuerpecito se estremecía pero no sabía por qué. Mientras tanto así fueron sus experiencias con sus padres los siguientes 3 años, fue hasta después de los 4 años que comenzó a saber porque sus padres se comportaban a veces algo raro con él. Y era porque lo amaban, por eso lo protegían demasiado y tenían "miedo" de que le fuera a suceder algo. También escuchaba decir de los vecinos: no se preocupen, es normal que se caiga.

Cuando cumplió los 5 años, oía rumores de sus padres de mandarlo a la escuela, pero su mamá decía: esperemos un año más, Chinto está muy chiquito no va a entender nada, además que los otros niños van a aprovecharse de él. Jacinto por su parte se sentía muy emocionado por ir a la escuela, deseaba y soñaba estar rodeado de otros niños, pero al oír que los vecinos le preguntaban a su madre: oiga vecina ¿no va a llevar a Chinto a la escuela? Y ella les contestaba: no vecina, mi Chinto está aún muy chiquito, me lo pueden lastimar los otros niños. Finalmente al llegar el siguiente año escolar, Chinto que se sentía listo para enfrentar la nueva aventura, ahora era todo lo contrario; cada vez que se acordaba de la escuela su cuerpo se estremecía, le daban muchos nervios, cuando sus padres hablaban de inscribirlo, el pobre de Jacinto temblaba de horror.

La causa era, porque se sentía indefenso ante sus compañeros malos. Su imaginación trabajó rápido y su mente le fue diciendo que los niños eran malos con sus compañeros nuevos, los profesores eran malos con sus nuevos alumnos. Y que él, iba a ser muy pero muy lento para aprender porque aun no estaba listo, todavía estaba muy chico y necesitaba la protección de sus padres, porque solo ellos lo querían. A esas alturas de sus imaginaciones Chinto, había dejado de disfrutar gran parte de su felicidad infantil. Por fin su enemigo había logrado su primer objetivo, entrar en él, y ágilmente había podido crear sus primeros tres disfraces. Desconfianza hacia sus compañeros, desconfianza hacia sus profesores y desconfianza hacia él mismo de no estar listo.

Llegado el primer día de clase, la madre lo levantó muy temprano, lo vistió lo mejor que pudo y después del desayuno se encaminaron hacia la escuela, al mirar y sentir que su madre iba nerviosa, comenzó una inquietud tan grande a envolverlo y como que algo le decía que no debía quedarse "solito". Así que al llegar a la entrada de la escuela, se aferró sin soltar a su madre y lo que si soltó fue el llanto aterrador; su madre al verlo tan asustado se conmovió mucho que le pidió permiso al profesor para quedarse con su hijo ese día y así lo hizo. También el segundo día y al fin el tercer día pudo dejarlo que entrara solo al salón. Por su parte Chinto, miraba al profesor y él mismo se preguntaba, ¿Cómo un profesor que se mira muy amable puede ser tan malo? Y lo mismo de sus compañeros. Su contrincante ya le había puesto la marca de MALOS en su mente.

Después de unos meses, cuando Chinto ya se estaba adaptado al ambiente de la escuela, su contrincante entró otra vez a su imaginación y desde ahí le dijo: recuerda que, "estás solito", y todos tienen maldad, lo mejor que puedes hacer es adelantarte a ellos, Chinto se quedó pensando y se preguntó: ¿Qué puedo hacer? Su imaginación le contestó: fácil, comienza a ser inquieto y desordenado, haz travesuras a tus compañeros para demostrarles que eres valiente, atrevido y que no les tienes miedo. No cumplas con la tarea para que tu profesor vea que tampoco a él le temes. Chinto miró que era una idea genial. No tardó mucho en inventarse las primeras travesuras para con sus compañeros y también dejó de cumplir con la tarea, también interrumpía en clase a sus compañeros de clase.

Al principio le tuvieron paciencia algunos de sus compañeros y el profesor, pero al ver que todos los días era lo mismo, el profesor comenzó a llamarle la atención fuerte e imponerle un castiguito. Mas el problema no terminaba, el profesor decidió darle la queja a su madre y ponerla al tanto del comportamiento de su hijo. Y al llegar a su casa ese mismo día, su mamá tan molesta lo regañó fuertemente y lo castigó de no mirar la televisión, ni usar ninguno de sus juguetes, si no que estaría haciendo la tarea y permanecería sólo, hasta que se arrepintiera de todo el mal causado a sus compañeros y de no llevar la tarea al profesor, y cuando llegó su padre, otra regañiza mas para el pobre Chinto; entre el gran regaño que le dieron a Jacinto, le dejaron muy claro que lo que había hecho era algo muy malo, y que eso no se hacía.

Lo que ocurrió esa tarde, al contrincante le bastó todo esto para confirmar, fortalecer y agrandar su casa en Jacinto. Muy secretamente le decía: ves que tan grande es la maldad de tus compañeros que seguramente se quejaron con el profesor y éste quien sabe cuántas cosas no le habrá inventado a mamá y después mamá a papá, que ya están en contra nuestra. Ves que malos son, por su culpa mamá nos "castigó" esto lo hacen porque estás chiquito y no puedes defenderte, pero cuando crezcas te las "van a pagar".

Después eso se convirtió en una puerta para ambos, para sus padres porque lo callaban, la serraban, y para Chinto se abría. Un día quiso opinar como siempre lo hacía a la hora de la comida con su padre y en cuanto habló su mamá lo calló diciéndole: si, como te portas tan bien en la escuela, que todavía te atreves a opinar, todos los niños como tú no se merecen nada. Con esto se le abría la puerta al enemigo que nuevamente le iba diciendo a Chinto:

¿ya te fijaste que tus padres te están "dejando de querer"? "ya no les importas", "ya dejaste de merecer", "no te mereces nada". Así siguió la vida mientras que para sus padres era una oportunidad de ir serrando la puerta para callarlo, para su enemigo se abría; y su conducta en la escuela no cambió gran cosa, al contrario con algunos de sus compañeros empeoró, y aunque llevaba la tarea miraba al profesor con resentimientos. Tiempo después esto llegó al extremo que ya nadie quería jugar con él; esto lo fue orillando a ser un niño solitario y muy reservado.

El tiempo pasó y los padres de Chinto se fueron poniendo más y más estrictos con él. Siempre lo llevaban a sus prácticas doctrinales pero la mayoría de veces tenían que obligarlo a ir o tenían que chantajearlo. Y claro, su enemigo no dejaba pasar ni una sola oportunidad para esparcir su virus. Sobre sus padres le fue diciendo: "mira que ya no te quieren lo suficiente", "ya no te aman como te amaban", y es porque ellos miran que tu "eres malo para la escuela", "malo con Dios", "malo y desobediente con todos", "eres un mal hijo", "eres la vergüenza de la familia", Chinto se iba poco a poco llenándose de ese virus que disminuye a cualquiera, y estaba muy lejos de recibir ayuda.

Esto siguió avanzando por mucho tiempo, pues cuando cumplió 12 años, algunos de sus vecinos y conocidos, como siempre, fueron advirtiendo a sus padres de que tuvieran más cuidado porque estaba entrando a la edad de la rebeldía, con esta advertencia ellos, asustados comenzaron a vigilarlo más de cerca, empezaron por controlar sus amistades, su forma de vestir, su forma de expresarse; su madre constantemente le recordaba: "cuidadito vas a andar con tu cigarrote fumando en las esquinas" o bebiendo alcohol como esos vagos del vecino de alado. Tienes que dar un buen ejemplo con esa buena educación que te hemos dado porque si no, "Dios te va a castigar". El tiempo seguía avanzando, Chinto creciendo y cada día iba sintiendo la carga más pesada por los consejos de sus padres, al punto que hasta que por momentos su mamá se avía convertido en su propia sombra.

Los padres de Jacinto, como toda la gente de su pueblo, solo dejaron a que aprendiera a leer y escribir para sacarlo de la escuela, pensaban que no era importante el estudio, donde vivían no se necesitaba, pues no comprendían bien la diferencia entre amor y apego; entre libertad y prisión; entre confianza y miedo; entre aprendizaje y sufrimiento; para ellos lo más importante era, no descuidar a su hijo para que no se fuera a descarriar como algunos lo habían hecho. La intención de ellos era dar lo mejor a su hijo, sin saber que lo estaban desarmando para la batalla de su vida. Pero no se le puede señalar como maldad, porque no eran conscientes de ello. Les faltaba despertar a la realidad, porque sus hechos sobre la educación de su hijo declaraban que: el adolescente no contaba con la formación suficiente para enfrentar las circunstancias de su ambiente; el miedo que sentían de soltar a su hijo les indicaba que la educación impartida no era segura; temían a los resultados, pero estaban lejos de entenderlo. Sin embargo, esto le serviría como experiencia a Jacinto en el futuro.

En realidad Chinto, se cuidaba de todos sus actos y movimientos que hacía. Se cuidaba de sus padres, de sus vecinos y conocidos, se cuidaba de las tentaciones del diablo, vivía en constante miedo de ofender a Dios y que lo fuera a castigar. Esto era una clara muestra de que su verdadero contrincante ya se había apoderado de una gran parte de él. Había logrado hacer que todo lo que le rodeaba lo mirara que estaba en su contra y en gran parte también sus padres, vivía dentro de él, pero Chinto no tenía ni la más mínima sospecha de ello. Mucho menos de que ya había perdido su libertad y con ella la tranquilidad y paz interior. Con sus padres también se terminaba la paciencia, cada día le cargaban mas la mano en exigencias y prohibiciones, cada vez que le dirigían la palabra era para darle ordenes.

El amor no crecerá si hay esfuerzo, lucha o solo intento. El amor crece donde hay libertad y voluntad sin esfuerzo, ni lucha.

JACINTO EL COMERCIANTE

Otra carga fue cuando Jacinto conoció a esa linda chica y fue sintiendo una especie de enamoramiento, pues no dejaba de pensar en ella; su sonrisa, su voz, su mirada, su pelo, todo le gustaba de ella. Cada vez que la miraba se le secaba la lengua, le temblaban las piernas, le sudaban las manos y el corazón le palpitaba como 20 veces más rápido de lo normal. Pero como su contrincante estaba al día, nuevamente le fue sembrando mas de sus disfraces, y él, bien dejado sin saber que hacer le creía todo, esta vez le dijo: ten cuidado, ella es una chica lindísima ¿tú crees que te va hacer caso? Mírate, "estas bien feo", además "eres pobre", "ella se merece alguien mejor", "sus padres jamás te van aceptar", "tú eres poca cosa", "no sabes hacer nada bien". Por eso Chinto se entristecía pero no se quería rendir tan fácil, pues lo que sentía por la chica le reanimaba a vivir ilusionado que un día le diera la oportunidad de ser su novia.

Con tal de quedar bien y sentirse útil, empezó a buscar trabajo, primer día y nada, segundo día y tampoco, tercer día y por fin encontró a un comerciante, vendedor de sillas. Al principio sus padres no estaban de acuerdo porque ese comerciante andaba de pueblo en pueblo y se iba lejos y temían que le fuera a suceder algo malo a Chinto. Pero al final accedieron a pesar de su miedo. Por su parte Jacinto de tan emocionado que estaba ni pudo dormir esa noche pensando que vendería muchas sillas y ganaría mucho dinero para demostrarse que no era tan pobre, también para comprarse ropa y zapatos nuevos, y así impresionar a la chica de sus sueños. Por la mañana fue el primero en llegar a la bodega del comerciante de cuatro muchachos que desde ese día serían sus compañeros de trabajo. Después de un pequeño entrenamiento para vender sillas, partieron todos juntos a los pueblos vecinos. Llegando a un pueblo todos bajaron cuatro sillas y muy contentos se dirigieron por las calles gritando: "llegaron las sillas baratas".

En ese momento en que Chinto iba con sus cuatro sillas, su contrincante volvió a atacar: ¿ahora qué vas a hacer? ¿Te crees vendedor? "tú no sirves para esto", "recuerda que tú tienes mucha vergüenza", además, "las sillas están muy feas y caras", "la gente de este pueblo es pobre", por un instante Jacinto se desanimó, pero al recordar el propósito en porque andaba trabajando se reanimó repentinamente y comenzó a gritar anunciando las sillas. Mientras avanzaba iba mirando que la gente se le quedaba mirando y algunos se reían; a causa de eso le fue dando vergüenza, así que siguió gritando: sillas baratas, cuando no lo miraba nadie, y cuando encontraba gente se callaba pasando de largo sin ofrecer las sillas, luego comenzó a sentir nervios y una desesperación extraña. Tan audaz como siempre, su contrincante volvió a la carga: ves, "la gente hasta se burla de ti", y es porque, "feo tú y feas las sillas hacen el complemento perfecto", "ésta gente no compra nada", luego tú, "un mal vendedor", "no tienes suerte para vender", además de que "le temes y le tienes vergüenza a la gente", oh, otra cosa, "hoy es un mal día para vender", ahora que si tomas en cuenta "la crisis".

Algo cansado Jacinto, de andar por las calles y de que su contrincante lo bombardeara con tanta imaginación no existente; en la sombra de un árbol, acomodó una de las sillas y se sentó a descansar un rato; ya cerca de mediodía recordó que debía regresar adonde se encontraba el comerciante. Cuando llegó, ya uno de los muchachos estaba junto al dueño, con la novedad de que se había encontrado a un hombre rico que le compró las cuatro sillas que llevaba; en eso estaba cuando llegaron los otros muchachos; uno de ellos había vendido tres y el otro dos. Al ver las ventas de sus compañeros Jacinto se sintió derrotado, triste y apenado, pero al momento el comerciante, lo animó diciéndole que lo tomara con calma pues era su primer día, todo era normal; Y partieron a otro pueblo. Los muchachos volvieron a vender sillas, mas Chinto ninguna. Así también como ese día, pasó el segundo y el tercero; la situación ya era preocupante porque andaba con sus sillas por las calles bien desesperado y triste.

Sin embargo el que si lo acompañaba como león cazando a su presa, era su contrincante. Te dije, "esto no es para ti", es para los que tienen el don de ventas, "tú eres muy tímido", "no sabes hablar con la gente", "no tienes el don de convencimiento". Y el pobre de Chinto apenas miraba venir a una persona, su buena intensión era de ofrecerle una silla, y al instante su enemigo lo atacaba con otro disfraz: "ese, no, se ve que no trae dinero ni para una comida menos para una silla"; esa otra, hui, no, ese lleva prisa ni caso te va hacer, no te va a pelar"; "ahí viene otro, no, mejor al siguiente que te encuentres y que se mire amable"; y obedeciendo a su contrincante se le pasó el día y sin vender una sola silla.

Ya en el quinto día presionado por el comerciante, su jefe, que algo molesto también por la inefectividad de Jacinto, pero esto le sirvió para usar otra técnica, y decidió mandarlo de compañero con uno de los muchachos, el que tenía más ventas. Así partieron los dos con sus cuatro sillas cada uno y apenas dieron vuelta en la primera cuadra, el chico al que Jacinto acompañaba, sacó una botella de licor y le bajó la mitad de un solo jalón, entonces, le invitó a Chinto diciéndole: mira este es el remedio para que se te quite la vergüenza y vendas muchas sillas. Chinto aun tan sorprendido de lo que estaba mirando y escuchando de su compañero, algo que jamás hubiese imaginado el cual era testigo de esa realidad. Y claro, inmediatamente su enemigo vino a la defensa: "no, no, eso es remalicimo", si tomas un solo trago casi estás cayendo al infierno", recuerda a tu mamá, te lo ha prohibido, "si lo pruebas siquiera, estarás defraudando a toda la familia". "si te atreves a tomarte un trago, ese que te lo está invitando le va a ir a decir a tu jefe que al enterarse te correrá", "luego la gente del pueblo, tus amistades, tus vecinos y todos te mirarán como un briago"; "jamás tendrás la oportunidad de acercarte a la chica que amas"; "además siempre vivirás avergonzado ante tus padres por haberles fallado, ellos que se han sacrificado tanto por ti";

eso que te está invitando, es un veneno", si te lo prohibieron debe ser porque es malo". Asustadísimo reaccionó Jacinto, negándose siquiera a tocar la botella.

Mientras que su compañero tranquilo se terminó el licor y ya bien sereno agarró sus cuatro sillas y le dijo al asustado Chinto: muy bien compañero a vender sillas porque la gente quiere comprar. Aún medio confuso y deseando lo hubiesen mandado con otro de los muchachos que no fuera como éste. Pero más grande fue su asombro cuando llegaron al centro del pueblo, pues miró a su compañero que le ofrecía las sillas a todo mundo, gritaba sin la más mínima pena, incluso un niño que los miraba en la puerta de su casa, le ofreció las sillas el cual corrió a ver a su papá y la sorpresa que ese señor les compró las dos primeras sillas. Más adelante llegaron frente a una casa muy lujosa que por los gritos del muchacho alcoholizado: sillas, sillas baratas; salió el dueño y les dijo: yo necesito cinco sillas pero que no estén caras.

Al momento el joven contestó: oh no, señor, éstas sillas son de primera calidad, son muy bonitas y bastante baratas. Muy bien ¿Cuánto cuestan? El chico le dobló el precio a las sillas. Entonces Jacinto quiso intervenir pues por primera vez estaba a punto de vender sus primeras sillas y su compañero borracho dando un precio bastante alto. Pero por su timidez se contuvo y se redujo a observar. Mientras el hombre rico decía: están muy caras, y el chico vendedor: mire, la calidad de las sillas, son de buena calidad; pero por ser usted y oí que necesita cinco, pero si compra las últimas seis que traemos se las dejaré más baratas, solo por ser hoy, y le dio el precio normal de las sillas. El rico miró las sillas y al final terminó comprándolas todas. Al momento que se sintió liberado Jacinto, de todas las sillas lo envolvió una inmensa alegría y felicidad olvidándose de todos los imperfectos de su compañero. Estaba pasándola realmente muy bien hasta que su contrincante le viniera a entorpecerlo todo otra vez, diciéndole: ¿De qué te alegras? tú, solo fuiste el cargador, quien en verdad las vendió fue tu compañero; tú, no hiciste nada, por lo tanto no te mereces ni sueldo por esas sillas vendidas. Tú naciste para ser solo ayudante, cargador, eres y siempre serás menos, entiéndelo, el único don que recibiste es el depender de los demás. El inocente de Jacinto nervioso se le esfumó toda esa alegría que iba disfrutando y volvió todo apachurrado.

Al saber esa buena noticia el jefe, se alegró mucho, los felicitó a ambos, y continuó enviándolos juntos. Chinto admiraba a su compañero como buen vendedor, pero lo que no miraba bien eran los tragos que se tomaba antes de iniciar las ventas de cada día, pues según él, el vino era malísimo, así se lo habían enseñado. Pero se sentía feliz en su compañía pues le parecía tan buena onda porque no le importaba vender las sillas de ambos, ya lo había considerado Jacinto, su amigo. Aunque por unos momentos el contrincante retornaba con mas y nuevos disfraces, por ej. "Ves que bueno es tu amigo", "aunque no es tu amigo de verdad", "lo hace para presumirte y humillarte", "por eso te demuestra que es tu amigo". Bueno, como sea, pero "es mejor", en cambio tú, "tan inútil que no puedes vender una sola silla". "Eres tan poca cosa ante tu compañero". "No te puedes ganar el salario de cada silla." ¿Ya te diste cuenta que del grupo de vendedores, "tú eres el único incompetente"? "perdedor". Mira el rostro de todos los vendedores, sonrientes, mientras que el tuyo "es una imagen de fracasado." Por eso nadie te compra nada porque te ven que eres malo para vender. Tú solo no puedes, siempre necesitarás que alguien te acompañe porque como eres tan tímido cualquiera se aprovechará de ti. Así el enemigo trataba al pobre Chinto a diario.

El comerciante como era lo bastante inteligente para no ver los resultados, organizó a sus muchachos de dos en dos para vender, y como algo mágico pero las ventas mejoraron para todos. Al ver esto, Chinto, cansado de las humillaciones de su contrincante, decidió echarse un buen trago para calmar los nervios, la timidez, la vergüenza y el miedo que le daba hablar con la gente y por primera vez ponerse a trabajar de verdad. Era un día histórico, un día de decisión, Chinto se enfrentaba directamente con su contrincante el cual ya lo tenía bien encimado con cientos y cientos de disfraces para no ser descubierto, se valía de los consejos que Jacinto había recibido de sus padres, en esos momentos lo atacó como nunca, sin embargo era más grande la curiosidad de Jacinto por saber y experimentar qué se sentía tomarse unos tragos de licor. En la siguiente mañana algo nervioso, entre dudoso y preocupado, el comerciante notó a Jacinto, le preguntó si le pasaba algo, el chico contestó que todo estaba bien, y salieron como siempre a las ventas.

Todo pintaba tan normal como los demás días, cuando de pronto Jacinto, le pidió la mitad de su licor al otro chico, admirado por la nueva decisión de Chinto accedió con gusto compartir el vinito; Jacinto bebió primero tomando más de la mitad de la botella; las reacciones le fueron llegado después de cinco minutos, sentía que le movían las calles, la lengua se le enredaba, hasta se le olvidaba qué andaba haciendo. Estaba pasando una experiencia muy desesperante, porque no se podía controlar; cada minuto que pasaba demostraba más su embriaguez. Después de unas dos horas ya no podía mantenerse de pie, mucho menos cargar con las sillas. Su compañero preocupado, intentó reanimarlo y ya no hallaba que darle para que se le pasara la borrachera pero Jacinto no reaccionaba a nada. Llegó el tiempo que debían regresar y Chinto seguía igual; al chico no le quedó más que regresar con algunas sillas y con Jacinto casi arrastrando.

Cuando los miró el comerciante, se llevó el susto de su vida, asumiendo que algo malo les había pasado; corrió hacia ellos y pálido, preguntó: ¿Qué pasó? ¿Por qué Jacinto se está desmayando? Pues nada, no pasa nada jefe, contestó el muchacho; Jacinto que quiso experimentar qué se sentía echándose unos tragos de licor, pero como nunca había tomado se emborrachó con un par de tragos. Ya por la tarde y después de explicar todo recibiendo tremenda regañiza del jefe, el chico se disculpó con el comerciante. Pero esto no salvó a que Jacinto fuera despedido de las ventas de sillas. El comerciante era un hombre de buen corazón, y antes le explicó su grande responsabilidad que cargaba todos los días al traerlos de pueblo en pueblo; si un día le pasaba algo alguno de ellos él, tenía una gran parte de responsabilidad. Por lo tanto lo sentía mucho pero ya no podría seguir con ellos en las ventas. Con esto Jacinto, se sintió tan culpable que maldecía ese día y esos tragos, también maldecía el licor. Pero más aparte del sufrimiento, su contrincante aprovechaba para hundirlo aún más y sin piedad.

Después de inventar que siempre la venta de sillas no le gustaba, que casi no se vendían y mejor había decidido salirse de ahí. Afortunadamente sus padres no llegaron a enterarse de la verdad ni a sospechar nada. Jacinto volvió a buscar otro empleo pero esta vez sin éxito. Una tarde andando en la calle deseaba mirar a la chica que le robaba el sueño; cerca de su casa se detuvo para mirarla aunque fuera de lejos, y para su suerte que si la miró, pero estaba sentada en una banca y recargada sobre los brazos de un chico y al parecer la estaban pasando muy bien, se miraba tan feliz que ella le acariciaba el pelo con delicadeza y suavidad. Al instante Jacinto se sintió tan desilusionado, traicionado y engañado, aunque nunca le había dicho nada a la chica; sus sueños con ella se habían terminado. Ya no quería saber nada, ni de ella ni de nadie más. Llegó directo a su casa, a llorar toda la noche; hasta su contrincante se compadecía de él, diciendo: "pobre de Chinto todo le sale mal", "vino a esta vida solo a sufrir."

Entrar en paz con uno mismo es: renunciar a todo ese pasado que atormenta y entregarse a vivir el presente, porque lo que fue ya fue. El presente es el mayor y único regalo que tenemos.

EL PRIMER ENCUENTRO DE JACINTO CON SU MAESTRO

Pasado un tiempo, ya recuperado Jacinto, volvió a intentar conseguir un empleo, esto lo llevó hasta las afueras del pueblo donde contempló la cabaña de un anciano del que todo el pueblo decía que estaba loco. Chinto lo miró a lo lejos y le pereció tan normal como cualquier otro del pueblo; así que decidió acercarse y comprobar si de verdad lo estaba. Cuando estuvo lo suficientemente cerca, comenzó a platicar con él, y todo le pareció normal; ese día quedó encantado de platicar con el anciano, era un poco raro pero agradable. Así que regresó al otro día para seguir platicando, y sus preguntas fueron sobre sus padres y la gente del pueblo, lo que el viejito le contestó, Chinto al momento no pudo entender nada del contenido; era un lenguaje jamás escuchado he imaginado; y todo empezó así.

Nadie puede llegar a tener más sabiduría y sobrepasar el conocimiento. Chinto se quedó pensando un momento y al no comprenderlo preguntó. ¿Me podría explicar que me quiso decir con eso? Que no puedes exigir a tus padres más de lo que ellos saben; ellos hacen y viven lo que está dentro de su conocimiento. Turbado, Jacinto dijo: aún sigo sin entender, ¿a qué se refiere? El anciano alzó su voz y le exhortó, ha llegado el momento, atrévete a dar el siguiente paso, estás aquí, es hora del despertar de tu consciencia, tú, eres uno de los elegidos, traes contigo el escudo de guerrero; abre los ojos a la realidad. Pues señalas a tus padres y a todos como hipócritas, porque según tú, dicen que son muy buenos pero no hay ningún cambio en ellos y a veces se comportan como si no lo fueran, porque la única manera que han aprendido es, amar a Dios, a su manera, limitada y lejana. Y es porque nadie quiere ver más allá y no pueden ver porque no tienen el conocimiento necesario para llegar a la sabiduría del despertar de la consciencia y no pueden tener ese conocimiento porque nadie les ha enseñado como lograrlo y nadie les ha guiado porque ellos aún siguen serrando los ojos de su corazón; los ojos de su mente; los ojos de su consciencia y mantienen prisionero a ese espíritu de guerrero, poder y magia divina que cada uno posee y lo ignoran. Chinto sin decir palabra corrió para alejarse lo antes posible del anciano.

Mientras que su contrincante le decía: ¿ves porque todos dicen que ese viejo es muy raro?, está loco y ni siquiera él se ha de entender lo que dice; lo importante que ya estás a salvo. Sin embargo el verdadero Jacinto era mucho más inteligente de lo que él mismo creía. Después de esa plática ya nada volvió a ser igual para Chinto; la semilla había sido plantada y el mismo chico comenzó a alimentarla sin darse cuenta. Después de unas semanas de esa plática con el anciano, creyó que todo había vuelto a la normalidad, pero para su conciencia no, porque empezó a despertar por medio de la curiosidad y la observación, aunque Chinto inconsciente de lo que realmente estaba sucediéndole. Su observación fue con sus vecinos; descubrió que solo practicaban lo que creían que estaba bien y nada nuevo en su vivencia diaria, y trasmitían tradicionalmente las mismas creencias recibidas. Solo daban vueltas a lo mismo, como vivir en un gran círculo, como perdidos en un inmenso desierto.

Cuando estaba sacando conclusiones de que ciertamente el viejo podía tener razón de que todos se comportaban así, era porque no sabían cómo aplicar el mensaje en sus vidas y el resultado era lo que reflejan sus acciones, en eso estaba cuando su contrincante encontró otra vez la oportunidad de volver a la carga: no hombre, no, ese viejo está completamente loco, todo el pueblo lo conoce por el loco del pueblo y todo el pueblo no se puede equivocar. Si

tus padres y todos se comportan así es porque así es la vida, así
son ellos, así eres tú, así es Dios y así es todo el mundo. El que nace
con mala suerte, ni modo, así es su destino; a ti te tocó sufrir con
unos padres que no te entienden y que le vas a ser, si te resignas
sufrirás menos. Estos y muchos más disfraces vagaban en la mente
de Jacinto; sus pensamientos estaban plagados de disfraces que le
dibujaban una vida angustiosa.

Con toda normalidad el tiempo iba pasando y Chinto de
fracaso en fracaso según le hacía ver su contrincante; de tristeza
en tristeza; sufría porque no le iba bien en ningún trabajo. Pues
su contrincante lo hacía sentir muy mediocre, que no era bueno
en nada, en todas partes pedía trabajo como ayudante, mientras
que los recuerdos de culpabilidad no le dejaban estar en paz,
hasta parece que le gustaba recordar como lo había despedido el
comerciante de sillas aquel día que se le pasaron los tragos, también
cuando miró a su novia imaginativa, con el otro chico muy feliz
y como en todos los demás trabajos le decían que no había lugar
para él, solo por no saber hacer algo bien, sufría por esos recuerdos,
pero a veces daba la impresión que se quedaba disfrutarlo de cierta
forma pues lo recordaba constantemente y sin darse cuenta que se
hundía mas así mismo.

El muchacho, poco a poco iba cayendo en confusión, estaba
confundido con su vida, confundido con Dios, en algunas
ocasiones le había preguntado, por qué lo había mandado al
mundo sin suerte y no como los demás; por qué tenía que sufrir
tanto o porqué era la vida así, dura con él, difícil; en porque era tan
tonto y en nada le iba bien; si trataba de portarse lo mejor posible
y cumplir con todo pero esto no cambiaba el rumbo de su mala
suerte. Enfadado con él, y con los demás porque sentía que todo
mundo le decía como debía comportarse, en todo lo que hacia
todos le señalaban diciéndole: eso no se hace, "eso no se dice", "eso
no viene de Dios", "tu, como muchacho no debes hacer cosas malas"
y en realidad la confusión no era en sí, de él, sino por la influencia
de su contrincante que vivía dentro de Chinto. Cada día, el enfado,
la confusión y la desesperación lo invadían cada vez mas; lo iban
acorralando como en un callejón sin salida y sin saber qué hacer, a

donde ir o cómo hacer para tranquilizarse y encontrar la felicidad, pues creía que no era feliz por su mala suerte y mientras tuviera esa mala suerte la infelicidad lo perseguiría a todas partes. Siempre se consideró un solitario desde la niñez pensando que así era su destino, mas ignoraba que uno de sus temperamentos era ese que algunos escritores lo nombran: "melancólico". A eso se debía su nerviosismo, parte de su timidez y su reservación hacia sí mismo. Pero envuelto en una desesperación se hacía muchas preguntas sin saber dónde encontrar respuestas.

El miedo y las preocupaciones que sientes por el futuro no existen pero las vives cuando te lo imaginas.

SIGUIENTE NIVEL EN LA VIDA DE JACINTO

Conforme iba avanzando el calendario entre días, semanas y meses, también iba avanzando la incomodidad de Jacinto al llegar al final de su abismo, confusión, desesperación, o vida mundana o como le quiera llamar; pero sintió que no le quedaba más que tomar una decisión, y en ella encontró dos opciones; (no había duda, el despertar de su conciencia se había elevado a la altura suficiente para entender; estaba listo para el siguiente nivel) aunque él, no sospechaba nada, lo que si sabía era que su camino se dividía en dos, el cual tenía que decidirse por uno. Uno de ellos era: seguir así en esa situación que por momentos sentía que lo volvía loco; un camino de solo sobrevivir; un camino de conformarse con lo que va saliendo; un camino de alegrías y tristezas; de sonrisas y lágrimas; de consuelo y sufrimiento; de limitación y desesperación, ese camino ya gran parte lo conocía pues lo había experimentado toda su vida. La otra opción era: ir con el anciano al que todos llamaban "el loco del pueblo". Algo en su interior le decía que éste anciano sabía mucho más de lo que parecía y que todo el pueblo ignoraba. Pero si octava por la segunda, pensaba que tenía que decidirse muy bien y buscar una justificación creíble por si le fallaba y este viejito de verdad estaba loco.

Era una difícil decisión y mas con su contrincante acuestas que no lo soltaba para nada y aquí iba aprovechar para confundirlo más y seguir teniendo el control del muchacho. Otro de sus disfraces era: "mejor sigue por el mismo camino, ese ya lo conoces." "el otro camino te puede ir muy mal y ¿Qué va a decir la gente de ti? "Todos se burlarán", "tu mala suerte aumentará", "no seas tonto Jacinto, sigue el camino que todos llevan, ellos están bien así." "no pierdas el tiempo buscando lo que no hay", "tu destino es igual a los demás", "si te tocó sufrir es porque así es la vida." Al contrincante se le habían abierto las puertas de par en par y con su astucia no las desaprovecharía.

He aquí el punto siego del contrincante de Jacinto y de todos nosotros, es que él, no sabe en realidad su destino hacia el futuro. Su trabajo es confundir; es vendar los ojos; apagar la lucecita entre la oscuridad, pero no sabe entre su prevalencia o su destrucción. El, solo sabe atacar y contraatacar pero aciagas. Porque su existencia depende siempre de la persona, si obedece a la voz e ideas de sus disfraces vive, si no va muriendo y desapareciendo junto a sus disfraces. Si Chinto se da por vencido y sigue con su vida de rutina, hará aún más fuerte a su contrincante. El muchacho estuvo un tiempo con sus fuertes dudas, nervios y sus preguntas sin respuestas que ya hasta le salían nuevas preguntas de las preguntas. Sin embargo, como ya estaba listo para el siguiente nivel sin saberlo, se decidió por ir con el anciano loco. Esta decisión para Jacinto no fue fácil, ni menos como las que han tomado muchos en su vida. Por ejemplo: algunas personas que deciden salir de su país para emigrar a otro, dejando parte o inclusive a toda su familia; sabiendo que se despiden de ellos y los miran salir pero no saben si los mirarán regresar.

Jacinto, estaba a punto de descubrir otro mundo, una manera de ver y vivir su vida completamente distinta como tradicionalmente le habían enseñado. En un mundo donde no existía mas su contrincante. Más para llegar a este nuevo y verdadero mundo, debía pagar el precio. Su precio consistía en que Chinto, ignoraba por completo todo lo que descubriría y todo lo que le espera y precisamente eso lo desesperaba. Pero en sus ratos de agonía, su espíritu de guerrero lo animaba haciéndole sentir que estaba haciendo lo correcto, al mismo tiempo que su contrincante, sin dormirse repentinamente atacaba recordándole con los chantajes que en el pasado habían dado buen resultado, para frenar su objetivo lo atormentaba diciéndole: "mira ya te dije que ese viejo está loco", "y si está loco, es malo", "ves que en todo te has equivocado", "todo te sale mal", "mejor quédate así, no pasa nada", etc.

A pesar de todo, en la siguiente mañana Jacinto estaba ya decidido y con todo su contrincante encima, o sea, con todo su miedo que sentía que lo desasía se encaminó hacia la cabaña del viejito. Sus pensamientos vagaban a la deriva, su mente aterrada de miedo, su cuerpo tembloroso por la sensación de descubrir algo nuevo y desconocido. Pero lo que le animaba en ese momento a seguir era su ser y su conciencia, que le dictaba que debía hacerlo, que estaba en lo correcto, que avanzara a pesar de todo y sin importar qué . . . aquella vocecita en el interior de Jacinto no era nada extraordinario, era la misma corazonada que por lo regular todos hemos sentido o escuchado alguna vez en nuestra vivencia; aquello que a pesar de no saberlo nos dice: tranquilo/a todo está y estará bien, ánimo, tú puedes, adelante ve por lo que quieres. Esa vocecita que te levanta cuando estás caído/a y sientes como la presencia de alguien cerca al oído diciéndote que todo pasará, trayéndote paz y tranquilidad en medio de tu tormento, o desesperación y cuando lo superas te dices: si, algo me decía que yo podía. Pues eso es tu ser hablando por medio la conciencia, para algunas personas es: la voz de Dios; también es correcto.

Y así Chinto, apenas salió del pueblo y su corazón se le aceleró al máximo pues su contrincante había elevado su energía a todo lo que daba para desanimarlo, hasta le hizo recordar el terror que sintió desde el primer día de clases y toda su cobardía, casi lo estaba consiguiendo; el chico se detuvo un momento en el camino, con ganas de regresar y olvidarlo todo, recorrió la mirada a su alrededor queriendo encontrarse con alguien conocido para conformarlo y le dijera que no era necesario ir a esa cabaña. Caminó hasta la cima de una loma donde podía mirar el pueblo y del otro lado la cabaña, de pronto sintió que había llegado la hora de la decisión cuando observó que el anciano ya lo estaba mirando venir.

La mente de Chinto se valió de todos los pensamientos negativos que pudo presentarle en ese momento para desanimarlo, pues su contrincante estaba en su máxima expresión, el miedo tenía miedo del miedo a lo desconocido. El miedo teme a lo desconocido porque es su propia destrucción. Mientras que lo monótono, lo repetitivo era el placer para su contrincante y estaba fuera de lo seguro. Caminando a paso lento simulando que solo caminaba, Chinto, estaba llegando a la presencia del anciano que lo seguía mirando sin decir palabra. Pretendía engañarlo diciéndole que estaba de paso y quería saludarlo solamente; mientras que las manos le sudaban, el corazón casi se le salía del pecho y la lengua seca, era una sensación así como siente un chico cuando se le va a declarar a una chica, o la chica al chico que le encanta; o como siente un comerciante nuevo, el primer día que va a anunciar su mercancía a la gente.

Para entonces el anciano se había percatado de la situación de Jacinto y se le adelantó dándole la bienvenida diciéndole: ¡hola muchacho que gusto verte por aquí! Gracias por visitar a este viejo solitario; pero pásale. ¿Cómo sabias que tenía ganas de platicar con alguien hoy? Y antes de que el chico contestara, el anciano prosiguió; qué bueno que fuiste tú, me alegro que estés aquí. Sabes, el otro día planté una semilla de un buen árbol y ésta mañana acabo de mirar que ya está brotando el retoño. Todo esto lo decía por la primera plática que habían tenido anteriormente y también para que entrara en calma. Mas Jacinto seguía sin saber que decir y como empezar. El viejo, le estuvo platicando gran parte de la historia de su vida. Del pueblo en el que vivió su niñez; después su juventud y parte de su vida adulta hasta que lo llevaron a esa isla desértica; que a no ser por esos pescadores que lo trajeron a tierra firme, tal vez aún continuara en aquella isla y por esa razón había llegado a ese pueblo y después a la cabaña. Y su nombre era: Juan.

La historia del anciano Juan, había ayudado a que Jacinto entrara en confianza y poco a poco fue contando la suya. Toda una vida triste, de mala suerte y aun no había aprendido a hacer nada, todo le salía mal; también contó lo que sentía por aquella chica y cuando la miró en los brazos del chico aquel; todas esas contradicciones con sus padres, que a veces lo seguían cuidando como un niño; cuando estaba bien entrado en la plática, apareció el que no podía faltar; Entonces se presentó su contrincante para ayudarle poniéndose a la autodefensiva de su desgracia y hacerse la víctima, y así sentirse bien así mismo, justificándose en porque todo su calvario expresando: pues si mi vida es así, es porque la mayoría me han humillado y maltratado mucho. Oh usted, ¿qué me dice de todo esto? Jacinto esperaba recibir un apapacho y un "pobrecito te han hecho sufrir mucho"; sin embargo la respuesta fue totalmente diferente.

No, dijo don Juan; nadie te ha humillado antes que tú lo hayas hecho contigo mismo. Nadie te ha hecho sentir mal, si no que todo el drama, lo has hecho tú. Tú te has maltratado a ti mismo. Tú te has sentido ofendido no porque lo que te hayan dicho fue algo muy feo, si no porque esa creencia de ofensa ya existía en ti; ya las usabas para ti mismo, y las que no, te las creíste y te las apropiaste para después usarlas en tu contra. Porque nadie puede humillarte peor que tú mismo. ¿Cómo está eso? No te entiendo, contestó Jacinto. ¿Me lo puedes explicar? Tú te has sentido ofendido y humillado porque siempre has creído que te lo decían a ti. Pero nada ha sido contra ti, sino lo que miraban todos en ti; pues es como alguien dijo: "nadie ve la realidad del mundo como es, si no que mira al mundo de acuerdo a su realidad."

El contrincante al instante le puso otra salida al chico y esta vez fue: bueno pero todo fue porque mis padres no me apoyaron lo suficiente y siempre me sentí muy solo ante la vida. El anciano sonrió señalando, tus padres hicieron lo que pudieron y te dieron de lo mejor que ellos tenían, de lo que creían que estaba bien y eso fue solo para tu niñez después pasó a ser responsabilidad de ti mismo. Porque ni tus padres ni nadie puede tener el valor de ti, si no tú mismo. Por eso cuando tus padres te aprobaban y estaban de acuerdo contigo, te sentías aceptado, feliz y poderoso, pero cuando no, te sentías el ser mas solo, triste, abandonado e incomprendido del mundo y eso es porque siempre les has dado tu propio valor a los demás incluyendo a tus padres. Y mientras sigas actuando igual, así irás por la vida sin importar en donde o con quien estés; buscarás y te sentirás bien por un momento, feliz con los que te aprueben y estén de tu parte, pero el día que te desaprueben, entonces sufrirás y les echarás la culpa de tu tristeza, sin embargo el único responsable serás tú, por depender siempre de la aprobación de los demás.

Por el contrario, cuando decidas tomar la responsabilidad y valorarte tú mismo por cómo eres, quien eres y porque eres, las cosas cambiarán. Pues cuando los demás estén de tu parte serás feliz y tendrás tranquilidad, de igual manera, el día en que estos mismos te den la espalda y duden de ti, no tendrás problema alguno porque seguirás teniendo lo que sientes porque eso nadie te lo podrá quitar. Nadie te puede quitar lo que no te ha dado. Si tus padres o medio mundo están en tu contra, te invalidan dándote la espalda cuando más los necesitabas, no te fijes, no es tan grave; pero si eso haces contigo mismo entonces si estarías en serios problemas. Pues el único que puede derrotarte, eres tú mismo.

En ese momento a Chinto, se le iluminaron los ojos y sonrió, había entendido el mensaje del anciano Juan. Aunque esto no significaba que su contrincante se iba a dar por vencido y se doblegaría, si no que en cuanto tuvo la oportunidad volvió a tratar de confundir al muchacho con el disfraz favorito haciéndole que se le borrara la sonrisa para volverse a justificar envolviéndose en el cuento de "eso no es para mí", en el "yo no puedo", expresándose con un signo de tristeza y derrota: si, está bien lo que dices anciano, PERO, eso puede tenerlo alguien que lo tiene todo, en cambio yo que toda mi vida he sido pobre y sigo sin tener ni lograr nada. ¿Cómo me podría sentir seguro? Si es como estar en el aire.

El anciano, miró al chico y le preguntó: ¿te das cuenta porque sufres? Contestó Jacinto: si, porque soy un don nadie, soy pobre, por tener unos padres pobres, por haber nacido en un pueblo pobre. Lo interrumpió el viejo Juan, no, incorrecto, vuelves a fallar al blanco, es porque todo lo miras de afuera hacia adentro, miras todo lo que está a tu alrededor y descuidas lo más importante. Sufres porque ya te acostumbraste a hacerte sufrir a ti mismo; festejas cada fracaso que crees que tienes y cada día triste que muere al siguiente día lo desentierras para volverle a llorar. Sufres porque te resistes a aceptar quien eres y te resistes porque aun no lo sabes. Por eso lleva contigo todo lo que te rodea porque te identificas con lo exterior, con tus experiencias, con tu dolor, con todo lo que ya no existe. A esas alturas, don Juan, sabía muy bien que el que se estaba resistiendo a la realidad, era el contrincante, pues el muchacho no tenía ni idea de su existencia; sin embargo le iba hablando directo porque poco a poco su conciencia iría despertando.

Y de una manera sencilla siguió explicándole: la pobreza no tiene nada que ver con tu felicidad, al contrario la pobreza se refugia en donde hay duda, amargura, limitaciones, esto es el alimento favorito de la pobreza, el conformismo, la resignación y la derrota antes de intentarlo siquiera. La pobreza no está fuera, no está en lo que te hace falta, no está en las cosas; la pobreza está dentro de ti. Ahí vive, y mientras no te deshagas de ella, aquí o en donde vayas la llevarás contigo, pues la limitación y la pobreza no están en lo que te falta, no están afuera, están en tu mente. **Porque lo que piensas que eres eso eres y lo serás para todos.** Si piensas que eres pobre, actúas como pobre, vives como pobre y te conformas con lo necesario.

En cambio si tuvieras confianza y felicidad, te persiguiera la abundancia, no te hiciera falta nada para vivir; pero tú, no quieres riqueza para ser feliz, si no para sentirte importante y aceptado por todos. Te aseguro que seguirías sufriendo aún siendo rico, porque si no te aceptas ahorita que eres pobre, siendo rico tampoco lo harás; solo piénsalo, necesitas ver que tienes muchas cosas para ser saludado por todos y para que estén de tu parte; ahora, el día que se terminara tu riqueza, te abandonarán y se olvidarán de ti, cuando perdieras todas tus pertenencias y volvieras a quedarte sin nada, ¿Qué pasaría contigo? ¿Cómo te sentirías volver a la pobreza? Entonces sufrirías porque la mayoría de la gente estaría de tu parte por interés y te miraría como una persona importante pero al perderlo, te mirarían como un don nadie perdedor, eso es lo que te causa sufrimiento, porque tu seguridad está basada en todo lo que tienes y al perderlo pierdes también la seguridad.

¿Pero qué me dices si aprendes a ser feliz sin nada? Aquí está el secreto de la verdadera felicidad, es cuando llegas a tener cosas y muchas amistades y tú eres feliz; un día pierdes tus pertenencias y con ellas se van tus amistades, pero a ti no te afecta porque sigues siendo feliz y es porque la felicidad que tú tienes está en ti, no en lo que tienes ni en nadie, está solo en ti. Chinto no sabía que decir, estaba un poco nervioso pero deseaba seguir escuchando al anciano porque su interior le dictaba que estaba en el lugar y con la persona correcta, que había llegado el momento exacto; que estaba listo para el siguiente paso. Pero aún débil a su enemigo el cual sintiendo que podría estar llegando a su fin, le propuso la huída para tener la oportunidad de reponerse y buscar más disfraces: mira que tus padres han de estar muy preocupados y se van a molestar contigo si se enteran que estás aquí con el viejo loco, mejor despídete y dile que vendrás otro día, esto también le pareció a Chinto buena idea y cuando disimuladamente se iba a despedir, don Juan comenzó a contarle otra historia de su vida y muy tranquilamente empezó diciéndole: algo que me sirvió a mí en la juventud, fue un ejemplo que un día el gran Maestro compartió. Desde ese día aprendí a disfrutar de lo que se me presenta y de lo que tengo en el momento. El decía: "El que pone la mano en el arado y mira hacia atrás, no podrá disfrutar del Reino de los cielos."

El surquero se concentra en donde va a salir, lleva ya la decisión de su línea y dirige el arado hacia allá donde la quiere; pues sabe que no le sirve de nada voltear hacia atrás porque el surco donde ya pasó ya quedó y ya es. Así es en la vida, cada día que vives es un surco de tu vida, si al salir de un surco no te gustó tienes la oportunidad de enderezar el siguiente al otro día y así consecutivamente; porque detenerte a cada rato para mirar atrás lo único que heces es distraerte y entonces es cuando tuerces el arado y no disfrutas el comienzo del día por temor a equivocarte, luego sigues pendiente esperando el momento de la equivocación y al final tú mismo, terminas arruinándote el día, por eso sufres de mal humor, tristeza, estrés, enfado o desesperación. Deja que el día sea como tiene que ser. Deja que las cosas sean como son. Deja que la gente sea como es. **No esperes a que el día se acomode a ti.** No esperes a que las cosas se adapten a ti. No te detengas esperando a que la gente te entienda, es más fácil que tú los comprendas a ellos pero sin dejar de hacer lo que quieres para ti, porque tú, eres tú, que luchas por lo tuyo y ellos son ellos, que buscan lo suyo.

Cuando entiendes esto, es cuando comienzas a ser feliz y aceptas a las personas respetándolas como son y no tratando de que sean como tú quisieras que fueran. Eres feliz porque aceptas y recibes las cosas como se te presentan y las dejas ir cuando tienen que irse. Eres feliz porque aceptas cada día como llega, y no estás deseando que sea como tú quieres que sea, si no que desde que te levantas empiezas con una energía tan positiva, convirtiendo el inicio del día en una bendición; tienes el poder de manejar tu humor. Es cuando tomas realmente tu lugar como el rey de la creación, cuando decides sacar el mago que hay dentro de ti, pues las circunstancias que vienen incluidas en el paquete del día, con tu magia positiva las conviertes en aprendizaje, en diversión en vez de resistencia. Cada paso e instante de tu vida es de decisiones, para todo elijes una decisión; por ejemplo: Cuando aceptas todo el paquete del día y lo vives positivamente sin estresarte, tú decides luchar o rendirte; decir no puedo o decir si lo haré; tú decides enojarte o tomar las cosas con calma; tú decides entristecerte o permanecer tranquilo en una dura circunstancia; en una palabra la decisión es tuya en vivir el día alegre o dejar todo en manos de la victimes.

Si pones la mano en el arado y si volteas hacia atrás signo de tristeza, inseguridad y miedo; suficiente para que seas desdichado. También es señal de apego por lo que dejas y que quisieras llevártelo. ¿De verdad quieres cambiar tu manera de vivir? ¿De verdad quieres gozar de la libertad, muchacho? Si es así, el precio es dejar atrás todo lo viejo. Para renovar tu vida es necesario deshacerte de todo lo que llevas y avanzar sin voltear a ver lo que dejas, porque eso te podría detener y mantenerte estancado como lo ha hecho hasta ahora y como cuenta la historia: que la mujer de Lot volteo hacia atrás cuando tenían recomendado que no lo hicieran, ella lo hizo y se congeló, convirtiéndose en estatúa. (Gen 19,26) así que, ¿Por qué te preocupas por lo que dejaste atrás? Por ejemplo: ¿tus padres?

Jacinto se quedó mudo a esas preguntas, ¿Cómo el anciano sabía lo que estaba pensando? ¿Cómo es que sabía tanto y nadie lo había descubierto? Muy turbado reaccionó el chico diciendo: he, bueno, yo, verá don Juan, es que no avisé a nadie que vendría a visitarlo y seguramente me andarán buscando, por eso yo tengo que regresar para, interrumpiéndolo nuevamente el anciano Juan, mientras sonreía le comentó: mira que bien, eso es muy bueno, ¿sabías? Bueno porque, no lo entiendo, dijo Chinto. El anciano: ¡claro! ¡Has empezado muy bien! Si nadie sabe nada de ti, entonces comenzarán a buscarte y al no encontrarte también empezarán a extrañarte y se irán dando cuenta de lo mucho que les haces falta. Esto será el inicio para que ellos despierten y sepan cuanto influyes tú en la vida de cada uno. Y como ya sabía que un día regresarías, preparé un segundo dormitorio en esta cabaña, con esto quiero decir que por el día de hoy ha sido todo, y después de la comida quiero que medites sobre lo que hemos platicado y si a pesar de todo, decides regresarte estás libre de hacerlo, de lo contrario continuaremos mañana.

El anciano rápidamente cocinó y después de comer se fue a refugiar en la sombra de un árbol donde estuvo todo el resto de la tarde meditando. Jacinto por su parte se sentía raro, quería salir corriendo y no regresar nunca, pero con todo lo que había aprendido descubrió que toda su vida había sido de correr refugiándose en su impotencia. Quería calmar su mente pero su contrincante no lo dejaba en paz en ningún instante. Tenía ganas de llorar pero le daba vergüenza que lo fuera escuchar el viejo. Estaba tan cansado de su forma de vivir que deseaba desaparecer, irse a donde nadie lo conociera y empezar una nueva vida en otro ambiente, pero también recordaba las palabras del anciano, "si eres infeliz aquí, lo serás en donde quiera que vayas." Mientras caía la noche también iba cayendo el peso de su depresión, se sentía terriblemente solo, derrotado, infeliz, impotente, lleno de errores, un completo fracaso, hasta que no soportó mas y soltó el llanto abierto por toda su historia triste que lo perseguía. Don Juan solo lo observaba a distancia, sabía que con eso aquel gusano estaba luchando de salir del cascaron para convertirse en una mariposa. Por lo tanto no podía interrumpir su proceso. Cuando Jacinto llegó a la calma, se dispusieron a dormir.

La persona que no sabe controlar su vida, otro lo hará pero a su manera. La persona que vive dependiendo de lo que dicen los demás se convierte en su esclava.

JACINTO Y SU ENEMIGO

Al otro día, cuando se despertó Jacinto, el anciano ya estaba junto al mismo árbol meditando. El muchacho intentaba hacer lo mismo pero le era imposible concentrarse en medio de tanta confusión, es mas ni siquiera sabía cómo meditar. En este día muchas cosas cambiarían para el chico pero estaba a punto del debate más grande de toda su vida y que jamás habría podido imaginar. Hoy por fin don Juan le ayudaría a descubrir el contrincante que tampoco tenía ni la más remota idea de su existencia. El anciano fue muy inteligente, que después del almuerzo empezó la segunda sesión.

Bueno, veo que decidiste quedarte para continuar; realmente te admiro y te felicito muchacho. Alégrate pues te acabas de demostrar a ti mismo que estás dispuesto a superarte y que estás listo para ello, por mi parte, me siento muy orgulloso de ser quien te prepare para triunfar de verdad en la vida. Ya que muchos lo intentan pero son pocos los que triunfan, esos son los que no se rinden. Porque para triunfar no basta desear triunfar, sino saber cómo hacerlo. Mientras Jacinto pensativo escuchaba al anciano y aún dudaba que él, realmente pudiera triunfar en la vida, pero las palabras que oía le tranquilizaban un poco, así don Juan dio inicio.

Te contaré otra historia del Maestro, recuerdo que una mañana caminábamos junto al lago con mis amigos y cuando llegó un grupo de gente, el Maestro nos enseñó esta parte: **"un hombre sembró buena semilla en su campo, pero mientras estaba durmiendo, vino su enemigo y sembró malas hierbas en**

medio de la semilla buena." Este ejemplo, a mi me ayudó como no tienes idea, pues sufría de ese problema, la mayoría de mis amigos también pero como yo era el más joven de ellos me dominaba mas el enemigo, por eso desde ese día no me volví a separar del Maestro para que me lo explicara y me ayudara a deshacerme de él. Entonces Chinto alzó su voz y dijo: espere un momento por favor, yo también quiero que me explique esa historia y desde hoy le llamaré: maestro Juan, ¿le parece bien, maestro Juan? El anciano sonrió muy alegre y exclamó: ¡sí, me parece! Gracias muchacho. Después de este reconocimiento de Jacinto, don Juan continúo la explicación de la semilla. Mira, es algo sencillo aunque cuesta entenderlo al principio, pero el que siembra eres tú, el terreno es tu interior, y el enemigo es el que hará la contraria y si es posible llegará a confundirte hasta el extremo de hacerte pensar que esa buena semilla se ha perdido y que ya no te que nada bueno, es como en esos momentos que sientes que no tienes perdón de Dios, o que tu vida es tan mala que no te mereces nada bueno, o nada te sale bien.

La conciencia de Jacinto había entendido la introducción al proceso como el centro de lo más importante, de inmediato preguntó: maestro Juan, ¿entonces quieres decir que vino el enemigo a sembrarme mala semilla, en mí? No solo eso, si no que ha vivido en ti todo este tiempo. Este contrincante no puede vivir fuera y sin ti. Tú lo has mantenido vivo sin darte cuenta. ¿En mi? ¿Yo le doy vida? ¿Cómo es posible eso? Preguntó el muchacho, asustado. No, no es para que te alarmes tanto, todo es normal, tú no lo sabías, nadie del pueblo tampoco, aunque todos también lo tienen y todo parece muy normal porque así es cuando no lo sabes. Por eso desde ahora quiero que expreses todo, absolutamente todo lo que sientas y creas que no está bien, dímelo, esa es una manera que usaré para desenmascarar a ese enemigo intruso causante de tu sufrimiento. Es casi imposible de descubrirlo porque se vale de tus dudas y usa puros disfraces alucinantes para llegar a ti. La otra parte donde se alimenta es de las creencias que fuiste aprendiendo de los demás y que te fueron programando; todo ha sido sin intensión, nadie tiene la culpa, ha sido por la inocencia de no saber.

Jacinto nuevamente inquieto e incrédulo pero siguiendo las instrucciones de su maestro empezó a expresar lo que estaba sintiendo. Maestro Juan, yo aún no logro entender ¿cómo es que llegó a mí y qué es realmente lo que hace? ¿Cómo me afecta? Excelentes preguntas, para empezar; esto es así: ahorita quiero que recuerdes lo mas que puedas sobre tu niñez, ¿Cómo era tu seguridad de niño? ¿Cuáles eran tus temores? Hubo un espacio de silencio mientras Chinto viajaba al pasado de su niñez hasta llegar a recordar lo que escuchó de su mamá, "Mi hijo Chinto está muy chiquito, le pueden pegar los otros niños." Y también el gran temor sobre el primer día de clases. El temor contra sus compañeros y el profesor, conforme iba recordando se lo fue contando a don Juan. Muy bien muchacho, has descubierto una parte importante de tu vida y con esto daremos comienzo al descubrimiento.

Mira Jacinto, tu niñez desde el nacimiento era totalmente pura, era limpia y perfecta. Todo era nuevo para ti; todo era experiencia; todo era amor; todo era bueno. Conforme ibas creciendo, ibas aprendiendo algunas reacciones de gente mayor que te rodeaba y ciertas cosas ellos las miraban como malas, te las señalaron como malas; tú que no distinguías la diferencia no lo entendías pero así lo aprendiste. Después en tu mente hiciste una división para separar lo bueno de lo malo, según tú, y según los adultos. Pues ya habían logrado programarte el inicio, lo demás sería cuestión del tiempo. Pues ahora bien, en el momento de la división entre lo bueno y lo malo, allí nació tu contrincante, antes no existía, porque toda la semilla era buena; cuando existió para ti algo con el título de "malo", ahí comenzó la función de tu enemigo y se fue alimentando por ejemplo: "que te pegarían los niños más grandes, "porque eran malos", tu contrincante te hacía sentir "pequeño y débil" sobre el profesor y tus compañeros, no te dejaba mirar en ellos nada amigable, solo maldad contra ti; apuesto que esto te llevó a actuar contra ellos. Chinto sorprendido, reaccionó preguntando: ¿eso no se lo dije, maestro, como lo supo? No es difícil adivinarlo, ya que ellos no hacían nada contra ti, tu contrincante te iba a ayudar para que hicieras algo y así ellos se defendieran de ti, pero tu enemigo te lo hacía ver que ellos estaban en tu contra, esa era su máscara.

En cada conflicto con tus amistades, tus padres, vecinos o demás familiares el único que salía ganando era tu contrincante porque eso lo iba fortaleciendo e iba ganando terreno sobre ti. El gran Maestro por eso dijo: **"mientras todos dormían vino el enemigo y sembró malas hierbas"** esto fue cuando todos dormían, tú, y tus padres, no significa del sueño normar, si no de que sus conciencias estaban dormidas y lejos de descubrir al enemigo. ¿Cuántas veces te has sentido inseguro para actuar? La plática fue interrumpida porque volvió aparecer Jacinto con otro sentimiento: maestro, ¿y cómo se que lo que me dices es verdad, si todos en el pueblo dicen que estás loco? ¿Cómo se que esto me ayudará? Porque no te estoy entendiendo nada. ¿Cómo está eso de la división entre bueno y malo? Si todo mundo sabe que tiene que evitar lo malo, o defenderse. Todo es normal.

Cuestionó don Juan, entonces dime: ¿es normal de que sufras y no seas feliz como lo quisieras ser? ¿De que no logres lo que quieres lograr? ¿Es normal de que a veces vivas de mal humor, triste, preocupado, o como un impotente derrotado? Dijo Chinto: eso es por culpa de la mala suerte y de las tentaciones del diablo que ese si es el enemigo real. Don Juan: oh, el enemigo real, y ¿Dónde vive o donde se encuentra el diablo? Chinto: pues está en todas partes tentando a la gente. Don Juan: ha, así que todo depende del diablo; si él quiere que todos sufran todos sufrirán. Entonces, tú qué crees, ¿es el diablo quien tiene el poder sobre ti, o lo tienes tú? Jacinto: bueno el poder lo tiene Dios, cuando me llega una tentación solo le pido a Dios. Don Juan: y ¿con eso ya desaparece la tentación y se arreglan tus problemas? ¿Solo le pides a Dios y problema resuelto, se soluciona todo? Chinto: bueno, muchas veces no, pero puede ser una prueba de Dios, la cual debo soportar con paciencia. Don Juan: ¡Ho, una prueba de Dios! ¿Entonces estás queriendo decir que Dios no te conoce lo suficiente y tiene que probarte? ¿Crees que Dios necesita probarte porque no le bastan las tentaciones del diablo? ¿Crees que Dios desconoce tu pasado, tu presente y tu futuro? Si dices que Dios te pone pruebas, entonces estás diciendo que él, es como un doctor, que gozando de buena salud, te golpeará para después curarte. Como un agua limpia, la ensuciará para después filtrarla.

Chinto: no se, ahora estoy más confundido, no entiendo nada ni sé que pensar, creo que ya me estoy volviendo loco también. Don Juan: no te preocupes muchacho, todo esto es parte del plan, quiere decir que es señal que vamos por buen camino. Gracias por cooperar, lo estás haciendo muy bien, la confusión se debe a tu contrincante que no se quiere derrotar y hará hasta lo imposible para no ser descubierto, pero te cuento algo que te gustará, ya tenemos algunas pruebas de su existencia, pues al querer ocultarse obligatoriamente tiene que usar algunos de sus disfraces y ya tenemos los primeros. Jacinto: ¿y donde están, que yo no he mirado nada? Don Juan: pues todo lo que me acabas de debatir. Lo de bueno y malo te lo explicaré más adelante. Ahora nos vamos con las tentaciones del diablo. Esa es una buena estrategia que le ha funcionado muy bien, pero es uno de los disfraces de tu verdadero enemigo, ha hecho creer a casi todo el mundo que el contrincante está fuera y que es muy fuerte, el cual solo Dios puede derrotar. Por eso tú, todo se lo dejas a Dios que haga el trabajo por ti, mientras el contrincante sigue avanzando y creciendo. "Que en ciertas cosas son pruebas de Dios", es para hacerte débil y no hagas nada, quedándote como víctima. Aquí te lo explico en tres partes.

Primera parte: Dios te dio la vida, ¿para qué? Claro está, para que seas feliz sin límites. Para eso vino el Maestro, para que tuviéramos vida en abundancia (felicidad). **Segunda parte:** Dios es amor, y por ningún motivo pondría a uno de sus hijos a prueba, ¿para qué? Si él, lo sabe todo. Si antes de que tú nacieras, él, ya te conocía y estaba a tu lado. Y si te creo para la felicidad, no puede contradecirse a si mismo haciéndote sufrir por algo sin sentido, pues lo sabe y lo puede todo. **Y tercera parte:** Dios te creo a su imagen y semejanza, tú eres muy poderoso, nada más que no lo sabes. Eres creador también, pues le diste vida a tu contrincante, y ahorita estás actuando a imagen y semejanza de los demás; como son los demás así quieres ser tú; como creen los demás quieres creer tú; como piensan los demás quieres pensar tú; lo que es bueno para los demás es bueno para ti; así como lo que es malo para todos ellos también es malo para ti; cómo se comportan los demás te comportas tú; así te conviertes en imagen y semejanza de los demás. ¿Te das cuenta? **Por eso no eres feliz, porque quieres actuar como actúan los demás y no como eres tú.** Porque los demás no son como tú y tú no eres como los demás. La felicidad de ellos no siempre será la felicidad tuya, y tu felicidad no será la felicidad de ellos. ¿Ahora sí entiendes porqué los de tu pueblo actúan igual? Porque se han ido haciendo a imagen y semejanza unos de otros. Por eso hay confusión y frustración en ti, porque entre todos han hecho una imagen de ti y tú tratas de entrar en ella y al no lograrlo, sufres y los demás te critican.

¿Por qué crees que casi nadie reconoció al gran Maestro? porque él, si era la verdadera imagen y la semejanza de Dios, mientras que los otros eran imagen y semejanza de sus antepasados. El, siempre fue libre, fue original entre todos nosotros. Y nos enseñó a ser libres también, a que nos saliéramos de ese caparazón que nos hacia copias de los demás. Jacinto estaba tan impresionado, pues su conciencia había despertado lo suficiente, se le había abierto su capacidad de entendimiento y lo estaba comprendiendo a la luz de la conciencia y no con la razón. Tanto que deseaba seguir aprendiendo y exclamó: maestro Juan, ahora dígame ¿cómo puedo ser imagen y semejanza de Dios? Don Juan: volviendo a nacer hijo, para ver y disfrutar del Reino hay que nacer de nuevo y serás imagen y semejanza de Dios. Para eso hay que desprogramarte, pero no será hoy porque con esto ha terminado la sesión de este día y continuaremos mañana; después de la comida te enseñaré a meditar. Jacinto se sentía diferente, estaba siendo transformado.

Esa tarde el anciano estuvo enseñando a Jacinto a como meditar con el ser, no con la mente. Mientras que en el pueblo, sus padres casi volteaban las piedras buscándolo súper angustiados a ellos se les unieron sus vecinos y algunos conocidos, pero no encontraban ni el menor rastro del muchacho. La desesperación, el sufrimiento y la incertidumbre comenzaban a envolver al pueblo entero por su desaparición repentina. Mas anocheció y amaneció el tercer día y de Chinto nadie sabía ni sospechaba a donde podría encontrarse. Algunos lo aprovechaban para espantar a sus hijos y poder someterlos a sus leyes. Otros murmuraban: ¿Qué se puede esperar con chicos de su edad? Irse a la calle para andar en la vagancia perdidos en las drogas, pues no les entran los buenos consejos que uno les da, etc. Todo eso era de la gente del pueblo. Mientras que Jacinto y el anciano después del desayuno volvían al debate por tercer día.

Tu estado de felicidad no cambia por lo que has hecho o dejado de hacer, por lo que tienes o que te hace falta, sino por la manera de verte a ti.

LA PACIENCIA DE JACINTO

Esta vez fue Chinto quien empezó el debate preguntando: ¿Por qué se me hace muy difícil mantener la paciencia? ¿Aquí también tiene algo que ver mi contrincante, maestro Juan? El anciano: para llegar a tener la paciencia que cada día deseas tener y no lo puedes lograr o cuando casi la obtienes se esfuma, o que a veces crees tenerla y en cuando cambian las circunstancias cambian también tu sentido de humor y paciencia; es porque aún faltan conocer, entender, después trabajar para modificar ciertas áreas muy influyentes en la paciencia. Algo básico es, cuando no tienes paciencia con los demás, con las cosas, o los animales, es porque no la tienes contigo mismo. Y no la tienes contigo, no porque no tengas, si no porque en tu interior ya se ha llenado de muchos disfraces que necesitas empezar a sacar, por lo contrario siempre estarás careciendo de paciencia en todos los aspectos de tu vida. Jacinto: ¿Cómo son esos disfraces que me estorban? y ¿Cómo puedo hacer para que desaparezcan, maestro Juan?

Uno de esos disfraces es cuando alguien te dijo: "que no servías para nada", la persona que te lo dijo, lo hizo porque así se sentía ella en ese momento, tú solo le recordaste su sentimiento, fuiste su espejo donde esta persona miró sus limitaciones, te lo dijo a ti pero en realidad se lo grito a ella misma. Pero como tu inocencia estaba limpia, lo creíste y tu enemigo te lo repitió tanto hasta que empezaste a actuar como un bueno en nada. Ahora lógicamente, como ese no eres tú, solo un disfraz, al paso del tiempo te va estorbando hasta que ya no aguantas mas, pero como no sabes cómo desecharlo, este disfraz andará dando vueltas en ti, luego interrumpe tu concentración, después daña la paz; más tarde la paciencia y se apodera de tu humor. Y no solo ese sino todo lo que te dañó desde tu niñez, por ejemplo: si te trataron de inútil, cochino, de burro, de tonto, de incapaz, de malo, y te invalidaron, etc. Esto y muchas cosas más que te hayan dicho, solo te las dijeron por cierta situación que las personas miraban en ellas mismas pero tú eras su espejo. Tu contrincante se encargó de hacerte sentir que era cierto; y ahora está afectando tu paciencia. Pero si te das cuenta, nada de lo que te dijeron o gritaron era contra ti, si ahorita yo te dijera: eres un burro, eso no significa que realmente seas un burro, la realidad es que yo quiero sacar mi frustración y tú eres un espejo que me recuerdas en este momento en el que mi contrincante me hace sentir que siempre he sido un burro, pero como usa muy bien ese disfraz me hace creer que eres tú y no, yo. Y por lo tanto lo de burro, no es contra ti, si no contra mí mismo. Tú, solo me recuerdas la imagen que hay en mí.

Jacinto: Entonces, maestro Juan, esto quiere decir que cuando pensaba que no era feliz porque no tenía una novia, ¿era porque no era feliz conmigo? El anciano: Vaya, veo que ya vas aprendiendo muy rápido. Es cuando quieres que la gente cambie, ellos no necesitan el cambio, lo necesitas tú; cuando miras la vida triste, eres tú quien está triste; cuando desconfías de los demás, en realidad es que no confías en ti mismo; lo que sientes por los demás, eso es lo que sientes por ti; en la forma que miras el mundo que te rodea, es la forma en cómo te sientes y te ves tú. Recuerda aquella frase: **"tú no ves el mundo en su realidad, lo ves en la realidad como te miras tú."** Pero volviendo a lo de tu paciencia, tú no eres un impaciente, lo que pasa es que esto también lo aprovecha tu enemigo como otro disfraz mas haciéndote creer que así eres. Tu impaciencia es provocada por cada circunstancia que te recuerda algo de tus experiencias vividas, algo que no quieres pero lo tienes; algo que no es tuyo porque no eres eso, lo resistes, pero lo tomaste como tuyo; es esa imagen que todos han hecho de ti y como no cabes en ella te deprimes, sufres y te impacientas; a veces quieres hacer cosas pero como no están en el libreto que te han impuesto, te reprimes.

Porque lo quieras o no, estás actuando como los demás quieren que seas y eso te produce la impaciencia y el mal humor. Más no es negativo que suceda esto, al contrario es muy bueno; gracias a esto te das cuenta de que ya estás listo para el proceso de conocerte verdaderamente quien eres.

Mientras vivas en el mundo creado por los demás, vivirás reducido de todo; es como estar dentro de una esfera; en una jaula; dentro de una celda; es tu cárcel. Es cuando te reprimes todo de: "no hagas eso", "no vayas", "no te metas", "no juegues eso", "no te portes así"; porque te programaron tan bien que hasta sabes con quien te puedes reír y con quien no; un mundo de amigos y enemigos; el camino por donde debes caminar, etc. (No es algo malo si tu decisión es vivir así.) Y cuando finalmente llegas a ese despertar de la conciencia, a su evolución, rompes esa esfera, te liberas de la prisión que te han impuesto y por primera vez eres libre; cuando empiezas a ser quien eres, a hacer lo que quieres, aquello que te llena; lo que te satisface, lo que es lo tuyo y lo sabes porque hasta que lo realizas encuentras la felicidad en ello. Y eres feliz cuando comienzas a hacer realidad tus sueños que tenias antes y los habías dejado abandonados; y eres feliz cuando empiezas a hacer lo que te gusta hacer; y **eres feliz cuando te miras que actúas por ti mismo y no porque así actúan los demás**; y eres feliz cuando luchas por lo que tú quieres, sin importar que digan y que quieran para ti los demás; cuando vives cada instante de tu vida por ti, por tu propia decisión es cuando la disfrutas, entonces la vives de verdad, amas tu vida y te amas también, de lo contrario solo existes para vivir como la gente dice o vive. Cuando dejas de ponerle limites a tu vida, eres libre; y cuando eres libre, no tienes motivos en porque impacientarte, porque miras en los demás que pueden ser ellos y no te molesta, porque tú eres tú; ya no hay cosas que acaban con tu paciencia porque sabes quién eres, como eres, que haces lo que te hace feliz, y no importa que diga la gente, no te afecta porque tu vida es independiente a las creencias de ellos.

De nueva cuenta, Jacinto tenía dudas y preguntó. Dígame maestro Juan, ¿Por qué la gente del pueblo tiene todas esas creencias que los hace vivir mal? ¿Por qué mis padres si me querían

mucho me educaron igual que los demás para sufrir? Respuesta de
don Juan: No, nadie de la gente del pueblo vive mal, todos están
bien pues no conocen otra manera de vivir. Y tus padres te dieron
la educación que para ellos fue la mejor. El proceso de la vida es
como la ropa que te pones; cuando fuiste bebé, usaste un tipo de
ropa, la cual dejaste cuando creciste un poco; después necesitaste
de otra más grande; luego de otra más y así, de acuerdo a la etapa
del crecimiento de tu cuerpo. Hoy en la actualidad te das cuenta y
decides cambiar la forma de vestir actualizándote en el vestuario
del que vives. ¿Y tú crees, que la ropa de bebé la dejaste de usar
porque estaba mal? No, fue porque ya no me quedaba, contestó
Chinto. Y el anciano prosiguió, de igual manera, todos los cambios
que fuiste haciendo hasta hoy, ninguno lo dejaste porque haya
estado mal, simplemente fue porque nada es por siempre. Toda
la ropa que llegó a ti, cumplió su proceso y la dejaste cuando llegó
la otra. Exactamente así, son las etapas de las experiencias de la
vida. Cuando eras niño, veías, jugabas, pensabas, creías como niño
y tu educación era como a niño. Después creciste y tú forma de
creer, pensar, mirar, cambió y hasta tus juegos con tus juguetes
cambiaron también.

Y ninguna de tus etapas fue mala, todo ha sido un aprendizaje.
Por eso tus padres y todo el pueblo se han establecido en una etapa
que no quieren soltar; ya están listos para la siguiente pero no se
han dado cuenta; por una parte anhelan y esperan ese cambio
pero su contrincante los frena. **"Viven más pendientes a tratar
de evitar el dolor y el sufrimiento, que a experimentar el gozo y
la felicidad."** Pero a pesar de eso, no viven mal, al contrario viven
muy bien. ¿Cómo, no entiendo? Dijo Jacinto, si alguien no hace
lo que debería hacer está mal. El anciano, eso crees tú, esa es una
idea de las creencias programadas y un disfraz del contrincante;
en realidad nadie lo está. Cuando tú decides hacer algo, ¿lo haces
porque sabes que está bien o porque está mal? Porque sé que está
bien, dijo Chinto. Así es el actuar de toda persona, nadie hace
algo con la intensión de equivocarse; nadie arriesga nada con el
propósito de perder; medio mundo se mueve creyendo y pensando
que está obrando bien, aunque la otra mitad no lo mire así. Por

eso todos los que tu llamas fracasos no lo son, sino escalones de escala; lo que llamas tú, errores, son experiencias de tu vida que te ayudan a crecer. Y la gente del pueblo no vive mal, porque si para ellos está bien, está bien, pues ellos lo han elegido así. Es como si te gustara tanto un cambio de ropa y decides dejártela por años y años sin cambiar, ¿estarías mal solo por eso? Pues claro que no porque tú lo estás decidiendo; si te sientes bien y feliz así con tu ropa de años sin cambiar, pues estás bien para ti mismo, que es lo que realmente cuenta.

Eres feliz cuando te miras que actúas por
ti mismo y no porque así actúan
los demás. Eres feliz cuando luchas por
lo que tú quieres, sin importar que digan
y que quieran para ti los demás;
cuando vives cada instante de tu vida
por ti y para ti.

LA REVELACIÓN DEL CONTRINCANTE

Jacinto estaba decidido de llegar a saber todo lo que fuera posible, aunque ya con lo que había entendido su conocimiento estaba dando un giro de 360 grados. Y ahora se trataba sobre su mayor enemigo y compañero de toda su vida sin darse cuenta, pero hoy había tomado la decisión de enfrentarlo; se dirigió al anciano su maestro diciendo: He estado meditando sobre lo que me has enseñado y hay algo que quiero saber aún mas; si yo he traído un contrincante conmigo toda la vida, ¿entonces, quieres decir que todos traemos un contrincante con nosotros? Así es, todos lo hemos cargado alguna vez, algún tiempo, o inclusive, cargarlo y alimentarlo por toda la vida dijo el anciano. Jacinto va más allá. Dime maestro Juan, ¿Cómo es ese contrincante que casi nadie se da cuenta de que lo tiene?

Don Juan, respiró profundamente, se quedó en silencio mientras miraba hacia el horizonte por un momento; después miró al muchacho respondiendo a su pregunta; el contrincante que siempre te ha acompañado, tú ya lo conoces, nada más que no te habías percatado de su presencia y participación. Todo el mundo también ya lo conoce, pero no le ha dado importancia; su nombre es: "MIEDO." Ese es tu enemigo, el miedo; por él, te has paralizado muchas veces; te has privado de hacer muchas cosas por él; él, estuvo presente el primer día de clases; ¿lo recuerdas? El, te ayudó a que te portaras así con tus compañeros y profesores; el miedo, te retuvo para que no le dijeras lo que sentías a aquella chica que te gustaba; ¿Cómo lo supo? preguntó Chinto súper sorprendido. El anciano continuo; ha, por cierto, fue tu enemigo el miedo, el que intervino para que no investigaras mas de ella, abandonando la lucha de lo que querías, y sin saber que el que miraste con ella, es su hermano mayor que andaba estudiando en la ciudad. Chinto por poco y se desmaya al saber esa noticia. Todo lo que has creído que te ha resultado mal y todo lo que has señalado como mala suerte, ha sido todo lo que has hecho con la ayuda de tu contrincante, el miedo. El miedo te ha envuelto en sus mil disfraces, aconsejándote a cada instante y en todas las decisiones de tu vida.

Solo recuerda, ¿acaso no sentías nervios cada vez que te enfrentabas a algo nuevo? ¿Qué sentías cuando tenías que hablar a la gente cuando eras vendedor? Inclusive cuando sentías vergüenza, no era vergüenza, esa es un disfraz del miedo. ¿Recuerdas también tu timidez? Pues ese es otro disfraz porque es más fácil de refugiarte en la vergüenza o en la timidez, que ser en realidad quien eres. Pero no ha sido porque no hayas querido, todo ha sido por miedo. Miedo a ser diferente; miedo al qué dirán; miedo a la burla; miedo a la humillación; miedo a lo desconocido; miedo a ser tú; miedo a equivocarte; miedo a decir lo que sientes; miedo a la realidad de la vida; miedo a buscar tu felicidad; miedo al futuro; miedo a los demás; por miedo prefieres depender de los demás a ser independiente; miedo a no poder.

En la vida hay muchas cosas que pasan pero si no vive uno en la realidad del momento presente es imposible de reaccionar al hecho que acaba de suceder. Esta era la situación de Jacinto, nunca había entendido más claro que ahora; al oír la explicación del viejo don Juan, venían a su mente todos aquellos recuerdos donde por duda o por lo que haya sido no se atrevió a realizar algo, estaba sintiendo lo que le había retenido y en cada acción iba descubriendo que en el fondo de todo ciertamente encontraba a su enemigo; detrás de cada disfraz estaba el miedo. Pero su contrincante aún estaba vivo y al sentirse descubierto intentó ocultar algunas acciones en la justificación. Maestro Juan, es cierto que en muchas cosas que dejé de hacer estuvo la intervención del contrincante pero en otras fue normal, como las ventas, yo no vendía y a mi compañero le iba bien porque casi se embriagaba primero. Ho qué, ¿me va a decir que, eso también es un disfraz?

Nada en la vida deja de ser un disfraz cuando te justificas con algo; porque el "es que", no existe para quedar bien, o tener una razón del porqué. Así has venido por la vida diciéndote constantemente: "es que la gente no compra"; "es que yo no sé vender"; "es que eso no es para mí"; "es que si yo tuviera . . . "; "es que no tengo presencia"; "es que nadie es perfecto y menos yo". Todos son disfraces para no ir, o hacer lo que se te presenta. Es mejor quedarte como estás a enfrentar un nuevo reto; y el es que, nace para darle una buena razón a tu conciencia, que de lo contrario estará molestándote y reprochándote la incompetencia; aunque de todas formas lo hará, pero como ya te has creado un refugio, cada vez que la conciencia te reclama ¿por qué te quedaste donde mismo? tu salvación es: "es que yo no puedo". Mientras los disfraces del miedo crecen, tú disminuyes en personalidad y seguridad. Cuando esto pasa, te sientes incompleto, insatisfecho, inaceptado y esto a la vez trae tristeza y aburrimiento a tu vida.

Cuantas veces le pides a Dios, al universo, a la vida, o a lo que le pides, ¿Qué te vaya mejor? ¿Qué la prosperidad llegue a ti? ¿Qué tu vida cambie? Pues a lo que le pides, corresponde a tu petición, sin embargo lo que haces es rechazarla; llegan las oportunidades y las resistes con un: "es que eso no pedí"; "es que eso no es para mí"; "es que yo no sé y no puedo". Nada te llegará directo como lo quieres; si plantas un árbol pensando en las frutas, primero nacerá la planta, luego se convertirá en árbol y entonces dará frutas. Todo lo que pides se te da, pero no lo recibes porque no lo ves en que y cuando llega. Cuentan una leyenda, que en la cárcel de cierto pueblo estaban dos hombres prisioneros y como no tenían a nadie que pagara su multa, les dieron la oportunidad de conseguir una moneda de oro cada uno para quedar libres y solo tenían un día; salieron los dos hombres buscando trabajo por un día, claro, nadie les creía por su aspecto y vestimenta de prisioneros. Uno de ellos solo resistió unas horas y unas cuantas críticas, insultos y burlas antes de regresar a su prisión diciéndose: "lo que me piden es imposible de lograr con una vestimenta de prisionero", "nadie me va a dar trabajo". Mientras que el otro seguía buscando empleo por un día; en eso llegó a un circo donde le ofrecieron una moneda de plata por una función, el prisionero no lo despreció y dio la función ganándose su moneda.

Después de eso, siguió buscando por todo el pueblo, pero parecía que no había nada más para él, por la tarde se encontró a una señora a las afueras del pueblo, también a ella le ofreció su disponibilidad, pero ella le respondió: señor, yo también ando buscando dinero, por eso vendo este puerco pero es muy fuerte a mis fuerzas y no puedo llevarlo hasta el centro con el carnicero, mejor se lo vendo a usted. El prisionero quería una moneda de oro no un puerco, pero pensó también en una oportunidad; no tenía nada que perder. Entonces dijo a la señora: mire, solo tengo una moneda de plata y con esto, es suficiente dijo la dueña del puerco, lléveselo es suyo ahora y buena suerte. Así el prisionero regresó al pueblo jalando su puerco; llegó con el carnicero y éste no le quiso dar más que tres monedas de plata, aunque el prisionero insistió en una sola moneda de oro, el carnicero no lo quiso escuchar.

Ya estaba terminándose su tiempo, cuando se decidió regresar por donde había andado por la mañana pidiendo trabajo, ahora iba ofreciendo un puerco; faltaban solo unas cuantas cuadras para llegar a la cárcel, cuando de pronto le sale a su encuentro un hombre diciéndole: ¿Cómo sabía lo que necesitaba? ¡Me ha traído lo que más me preocupaba en este momento! ¡Sabe! Mañana es la fiesta de mi hija y el carnicero me quería vender la carne al doble de lo que habíamos acordado. ¿Cuánto quiere por su puerco, buen hombre? El, prisionero respondió: una moneda de oro. ¿Una moneda de oro? Repitió el otro hombre. Si, dijo el prisionero, es lo que cuesta mi libertad. El hombre próximo a su fiesta sacó dos monedas de oro y se las entregó al dueño del puerco diciéndole: este animal cuesta unas tres monedas, ¿le parece que le de dos? El prisionero tan feliz con sus dos monedas y próximo a gozar de su libertad, le regaló un fuerte abrazo al nuevo dueño del puerco, muy agradecido. Regresó a la cárcel pero a pagar su multa y con una moneda más para sus gastos. Este hombre confió que el universo, Dios, o la vida no le defraudarían en lo que buscaba. Todo es como un trampolín que te ayudará a saltar a donde quieres llegar. Este hombre creyó que podía lograrlo y así fue. Nada pasa por casualidad, todo tiene un propósito en la vida y hasta lo que piensas que es una desgracia al final viene siendo la bendición para conseguir lo que querías.

Entonces, ¿Por qué no tienes lo que quieres? O ¿Por qué no se te da lo que pides? Ahora ya lo sabes. Es porque resistes a la oportunidad; porque no actúas de acuerdo a quien eres si no al disfraz pensando que así eres. Pero cuando andabas de comerciante dejabas que el contrincante te seleccionara a la gente; "ese no"; "ese se ve que no"; "aquel tampoco"; y terminabas dando tu propia opinión por los demás. Mientras tu trabajo era ofrecer y vender, dejándoles la opción a los clientes de decidir. Y lo de tu compañero, es porque la mayoría de la gente alguna vez en la vida busca una salida a su actuar inconsciente, pero al no saber cómo salir, se pone un disfraz para tapar el otro que le estorba. Es ponerse una careta sobre la otra careta para esconder su verdadera identidad. No se hace por maldad sino por no saber qué hacer, pues se desconoce la intervención del enemigo, el miedo.

Los días pasaban y para Jacinto iban dejando de ser importantes, ahora lo que le parecía más importante era lo que estaba aprendiendo del anciano. Su alegría por la vida le regresaba cada día y el entusiasmo de conocer lo que desconocía por completo de él mismo. Por el momento, su conciencia estaba tranquila y eso le atraía paz interior; ya que todo ese tiempo, su inquietud y desesperación se debía a que su interior, es decir su ser, le pedía una renovación; un proceso al siguiente nivel; un alto a las acciones en su vida y la vuelta al cambio, pero Chinto estaba lejos de entenderlo; mas se decidió.

No esperes a que te comprendan, nadie lo hará, a menos que te encuentres en la misma prisión. Nadie te va a entender tan bien, a menos que sepa dónde termina su liberta y comienza la tuya.

COMO CONVENCER A LOS DEMÁS

Después vino una nueva inquietud a la mente de Jacinto. Pensaba en sus padres, sus vecinos y en sus pocas amistades; al sentirse un poco libre quería ir al pueblo a enseñarles como cambiar para vivir mejor y más feliz. Ya quería ir a gritar su cambio y enseñar a todos como hacerlo. Antes lo compartió con el anciano su maestro, lo que estaba planeando y al mismo tiempo le preguntó si era una buena decisión o si lo hacían juntos tendrían más éxito. Don Juan, respondió: me parece buena idea, pero quiero que te prometas algo antes de salir de aquí. Lo que sea, dijo Chinto. Bien, solo prométete que a pesar de lo que oigas y recibas de los demás no renegarás de nada ni de nadie, solo los escucharás, respetarás sus opiniones y aceptarás lo que te digan y a ellos como son. El chico aceptó y al siguiente día partieron para el pueblo. La emoción que invadía al muchacho irradiaba por todo su cuerpo, en cuanto el anciano se mostraba tranquilo, callado y relajado. Apenas llegaron al pueblo y la noticia corrió como fuego sobre la pólvora; todo mundo salía a mirar a Chinto junto al anciano y no se hicieron esperar los comentarios sobre los dos recién llegados. Los más impresionados fueron sus padres que no paraban de llorar abrazándolo y preguntándole porque se había marchado, porqué no había avisado y donde estuvo todo ese tiempo.

Cuando Jacinto compartió con ellos su impactante cambio y lo del contrincante que todos cargaban, se dieron cuenta que algo no andaba bien. Algunos, sobretodo sus padres reclamaban al anciano una explicación en por qué su hijo pensaba así. Otros decían: no conforme de su locura, si no que con sus malas ideas ha enloquecido al muchacho. Y en medio del alboroto, sus padres quisieron llevárselo a su casa; como Chinto se resistiera a irse le dijeron: tú eres nuestro hijo, no sabemos cuántas malas ideas te ha metido ese viejo loco, ahora estás peor que antes. Entre todo el relajo que se armó intentaron someter al muchacho dándole a escoger entre ellos que eran sus padres o el viejo loco que solo lo había confundido; el anciano Juan permanecía cayado y sereno ante los insultos y miradas de la gente, el chico desesperado, pues al parecer nadie entendía lo que les intentaba trasmitir. Así emprendiendo el regreso hacia su cabaña, don Juan, se retiró. Apenas unos dos que tres de los jóvenes reconocieron el gran cambio del joven Chinto; y aunque estuvo intentándolo todo el día no miró los resultados que deseaba. Con toda la presión sentía que los problemas se le habían aumentado y agrandado más que antes. Cansado se retiró a descansar donde estuvo casi toda la tarde llorando por su derrota y desilusión ante su gente.

Como todas las mañanas don Juan, acostumbraba salir a meditar, cuando regresó, encontró a Jacinto en la cabaña; había decidido continuar el proceso de transformación de su vida. Triste y desconcertado por lo ocurrido preguntó: ¿Qué fue lo que hice mal, maestro Juan? ¿Por qué no me creyeron? ¿Por qué no pueden ver la vida como yo la miro? ¿Qué puedo hacer para que mi familia cambie? ¿Para que crean en mí? ¿Para qué me entiendan? Dime maestro ¿qué debo hacer para lograrlo? quiero ayudarlos a todos, que sean más felices. Don Juan, como buen maestro empezó la sesión con su alumno Chinto. Mira muchacho, no tienes porque estar molesto contigo mismo, preocupado o triste, por lo que pasó ayer, eso fue una práctica de lo que encontrarás a cada paso de tu vida. Estuviste muy bien, solo que se te olvidó lo que te habías prometido, escuchar, respetar sus opiniones y aceptar todo de ellos. Pronto se te olvidó, pero lo hiciste muy bien para ser tu primera práctica. No pierdas la tranquilidad ni tu paz, pensando y buscando qué hiciste mal, porque nada estuvo mal; sé qué te esforzaste para dar lo mejor de ti, todo lo compartiste con tus mejores intenciones y eso lo hace bueno. ¿Qué porque no te creyeron? Recuerda siempre esto: **todo lo que compartes no es para que te crean, ni tienen porque creerte nadie; si compartes algo es porque tú estás decidiendo expresar una parte importante de ti**, pero es importante para ti y no de los que te escuchan. Vivir en comunidad y convivencia es compartir y expresar cada quien lo suyo sin tratar de cambiar a nadie de que piense diferente. De lo contrario ya no sería compartimiento sino un debate.

Para que tu familia o alguien más cambien, tú no puedes hacer nada. **El único cambio que está a tu alcance es el tuyo**; los demás cambiarán cuando tengan que cambiar; cuando ellos lo decidan, y cuando estén listos para ello. No es necesario que gastes tu energía tratando de hacer que los demás te sigan, cuando están o se sienten bien ahí donde se encuentran. El regalo que tienes ahora (de estar vivo) no es para que lo malgastes intentando cambiar, o hacer creer a otros, si no para que lo disfrutes felizmente. Comprende que mientras tengas la idea en tu mente de querer hacer creer o cambiar a otra persona a la idea tuya, estás perdiendo tu libertad e invadiendo la de la otra persona. Lo importante no es lo que creen y que les falte cambiar, lo que importa es la felicidad de ambos. Si tú eres completamente feliz con lo que crees y con tus cambios de vida y la otra persona también es tan feliz como tú, aunque crea y sea diferente, la libertad consiste en compartir esa felicidad de ambos. Porque si optan por lo contrario, la otra persona querrá cambiarte a su estilo como tú a ella, entonces ambos se invaden su libertad y poco a poco dejan de ser felices. Si hay dos relojes, pero uno es de manecillas y el otro de números, lo importante será sincronizarlos a la misma hora, pues querer que sean iguales los dos de números o de manecillas, tal vez termine descomponiéndolos.

El compartir con otra persona, le estás expresando lo que a ti te hace feliz. Lo que cree y como es la otra persona, esa es su felicidad de ella; ninguno está equivocado porque si ambos son felices así, los dos están en lo correcto. Al respetar la libertad de la otra persona a que sea como quiere ser, estás respetando tu propia libertad; cuando llegas a estar en paz con la otra persona y sin que sea como tú eres, quiere decir que la estás aceptando como ella es y no como tú quieres que ella sea, esto te lleva a aceptarte tal y como eres tú y al demostrar esto, la otra persona respetará tu libertad y te aceptará como eres. El gran Maestro siempre nos decía: **"no hagas a nadie lo que no quieras que te hagan".** O sea que, en la vida siempre recibes lo que das, **si no te gusta lo que recibes, cambia lo que das y cambiará lo que recibes.**

Algo que quiero explicarte también es, para que todo esto suceda, el primero en entender debes ser tú mismo. Eres tú el primero que debes domar a tu contrincante el miedo y recobrar esa libertad que te ha robado; solo así podrás entender a los demás y sobre todo a tus familiares. Puesto que tus padres se comportan así contigo, no es por maldad sino por miedo; miedo a que te suceda algo; miedo a que sufras; miedo a que te vaya mal, etc. Todo es por inocencia adulta, por el afán de protegerte no se dan cuenta que te privan de tu libertad. El amor de ellos hacia ti, es un amor puro, sin malicia, pero es empañado por el enemigo, el miedo, que los invade y los domina. Ellos siempre quieren lo mejor para ti, pero no se dan cuenta que tú eres como esa ave, que tienen en sus manos y quieren que vuele pero antes de soltarla le cortan las plumas de sus alas; todo es por inocencia adulta de no saber, y estar bajo la influencia de su enemigo el miedo. Esa es la razón, por la que quieren siempre tenerte cerca de ellos, como cuando tenías seis años de edad. No se los tomes a mal ellos quieren ayudar pero no saben cómo hacerlo, pues nadie les dijo como ser padres; tampoco les dijeron como educarte sin invadir tu libertad.

De igual manera todas las demás personas que te rodean, invaden tu libertad porque así les han enseñado y porque a ellos también les robaron esa libertad que no pudieron disfrutar, inconscientemente tratan de hacerlo con los demás. Realmente no son ellos, sino sus creencias sobre las experiencias de su vida. Por eso todos te dicen qué es lo que debes y no debes hacer; qué es lo que está mal y qué está bien; todo es por el paquete de creencias que tienen mentalmente; es por la forma de programación y con la ayuda de su contrincante, por eso actúan así. No te preocupes ya se han adaptado tan bien, que, se sienten libres dentro de su jaula, y sí, es cierto, dentro de su cárcel ellos son los únicos que reinan pero al mando está el miedo, claro, pero ellos no lo saben y muchos ni lo quieren saber. Apréndete muy bien esto muchacho, no esperes a que te comprendan, nadie lo hará, a menos que te encuentres en la misma prisión. **Nadie te va a entender tan bien, a menos que sepa dónde termina su liberta y comienza la tuya.**

**Piensa siempre positivo porque cuando
piensas contantemente en algo, el deseo se
confunde y cree que lo quieres y cuando lo
hace te lo concederá sin importar
si lo querías o no.**

LO BUENO Y LO MALO

Recuerdo que te dije que un día te explicaría lo que hay entre lo bueno y lo malo, pues ya estás en el nivel de entenderlo, escucha: cuando hay partes de tu cuerpo que no te aceptas de ti mismo, las detestas, no las quieres ni ver; con el tiempo piensas: "si yo tuviera el cuerpo perfecto que siempre he soñado, fuera eternamente feliz", y no eres feliz simplemente por no aceptarte; eso significa que estas en resistencia contigo mismo; eso pasa a ser un conflicto, no te gustas. Luego relacionas tus fracasos con la parte de tu cuerpo que no te gusta; digamos que es tu estatura, no juegas un deporte porque te miras muy chaparro; no te animas a buscar ciertos trabajos por causa de tu estatura; renuncias a la chica que te gusta solo porque está más alta que tú y pensaste que no te haría caso; etc. Comienzas a relacionar esa parte de tu cuerpo que te desagrada con todo lo negativo de tu vida y ahí es donde empieza lo malo. Miras las partes que te gustan y las tienes como buenas y las que no, como malas. Evidentemente, detrás de estos disfraces está el contrincante ya conocido; basta con que no te guste parte de tu cuerpo y después tu contrincante se encarga de hacerte creer que no te aceptarán por lo que no te gustas; como así lo piensas, así actuarás y al final tú mismo, terminas haciendo a que te rechacen por lo que tú te rechazas a ti.

¿Cómo es eso? No entiendo, dijo Jacinto. Y don Juan, respondió con un ejemplo, mira es fácil de entender, cuando eras niño, ¿desde cuándo te creaste la idea de un profesor malo en tu mente? Contestó Chinto: desde antes de entrar a la escuela.

El anciano, ¿y hasta cuando comenzó a castigarte? El joven, pues desde que dejé de llevar la tarea y empecé a interrumpir a mis compañeros en clase. Bien, te das cuenta, dijo el anciano. Jacinto recorrió toda la conversación pero no encontró gran relación con lo que su maestro intentaba aclarar, entonces dijo que no lo había entendido. De esta manera don Juan siguió con la enseñanza. Pues bien, antes de conocer siquiera al profesor tú ya lo habías señalado de malo, mentalmente ya era malo para ti cuando llegaste a la clase; inconsciente a lo que sucedía a tu alrededor y sin la más remota idea, tu mismo pensamiento junto con el miedo, llevaron a realizar las acciones necesarias para que el profesor te tratara de esa manera exclusivamente a ti y así se cumpliera lo que te habías creado del profesor. Tú, solo lo pensabas pero el deseo creyó que lo deseabas que sucediera y te lo cumplió.

Jacinto, no lo podía creer; en su interior ya lo había entendido y sabia que esa era una verdad real, pues el profesor a nadie de sus compañeros castigó más que a él; el viejo sabio siguió diciéndole: pues así, como te habías imaginado al profesor y tus compañeros, pero al ver que ellos no intentaban nada contigo, tú lo hiciste con ellos para que te maltrataran y así acusarlos de malos, quedándote con la razón; pues siempre la has tenido. Eso pasa con lo que no te gusta de ti, con el tiempo no les gustará a los demás; ¿pero quién fue el primero que lo creo mentalmente? Tú, junto con tu contrincante el miedo, después llegó a ser realidad. De esta manera todo lo que vas viviendo de alguna forma te lo has ido creando desde antes; eso es lo que algunos llaman el destino; es lo que tú mismo te vas creando mentalmente antes de vivirlo. Todo comienza contigo, y de lo bueno y malo, está desde tu aceptación; al no aceptarte a ti, no aceptarás muchas cosas del mundo que te rodea. Al mirarte partes malas de ti, eso mirarás afuera; todo hace un complemento, tus creencias, tus programaciones, tu contrincante.

Pero cuando te decides a nacer de nuevo, a entrar a la transformación, entonces miras todo a tu alrededor nuevo, ni malo ni bueno, solo es, como es. Todas las cosas solo son cosas; las personas solo son personas; todo solo es, eres tú quien le da el título de "malo o bueno", pero despierta y ve, que lo que es bueno para ti, para otros en alguna parte del mundo es malo, lo que es malo para ti, para otros es bueno. ¿Entonces, quien tiene la razón? Todos, lo que para ti es malo, es malo, y lo que es bueno, es bueno; como para los demás, lo que para ellos es malo, será malo para ellos, de igual manera si lo llaman bueno; por eso todo es, como es. No es ni bueno ni malo. Un ejemplo muy claro es: cuando condenaron al gran Maestro, lo condenaron porque no lo entendieron, después lo crucificaron y, ¿acaso la cruz es mala? No, entonces, ¿la gente que lo hizo fue mala? Tampoco. La cruz solo era una cruz y la gente solo eran personas programadas de creencias llenas de miedo al cambio. Para algunos fueron personas malas, para el Maestro fueron personas que no sabían; y en conclusión solo las hace ser personas ni buenas ni malas, sino solo personas que actúan de acuerdo a sus criterios y hacen lo que para ellos está bien, aunque para otros no lo es. Lo importante es saber respetar la libertad de cada quien, el Maestro respetó la de ellos y los perdonó. También nos contó este ejemplo: había un hombre que era padre de dos hijos; Uno le pide su herencia, libertad, riqueza, comodidad, diversión, etc. Y para el padre que nada es bueno ni malo, sino que lo que es, solo es, se lo concede diciéndole: ahí está, has de ella lo que quieras, porque yo solo quiero que seas feliz. Mientras que el otro no le pidió nada porque "creía" en lo malo y lo bueno, prefirió ser bueno, según él. Lo tenía todo, y a la vez nada, todo estaba allí pero no lo disfrutaba.

El padre, ¿a quien quería más? A los dos. ¿En quien pensaba más? En los dos. ¿A sus ojos, quien era más bueno? Los dos. Cuando finalmente regresa el hijo ausente, el padre no se fija en si había hecho algo malo o bueno; no se fija si había hecho las cosas bien o mal; no le pregunta por lo que le había dado; el padre no le reprocha nada. Mientras que el hijo llega un poco apenado porque perdió todo sin pensar que el padre es abundancia. Y mientras que el otro hijo todo ese tiempo se la pasó sin duda, criticando a su hermano, amargándose la vida día tras día, viviendo reprimido y queriendo disfrutar algo pero creyendo que era malo y que debía obedecer a su padre en todo. Y cuando llega el otro está en desacuerdo porque pensaba que todo eso era malo y lo que él estaba haciendo era bueno. Su creencia era de etiquetar todo. El ausente no, aunque al final como que si pero no le importó y regresó con su padre. Y para el padre los dos hijos son sus hijos y no son ni buenos ni malos, solo son sus hijos. (El los creo buenos, pero los dejó libres)

Como Jacinto recordara que el anciano le había recomendado que expresara cualquier duda, ya que se trataban de los disfraces de su enemigo interior; le llegaron dos preguntas y una de ellas fue: oye maestro, ¿pero de entre todo lo bueno, sí, hay cosas, malas? Porque a mí, así me enseñaron. El viejo Juan, entró a su cabaña y regresó con un par de relojes en las manos; se los dio al muchacho y le dijo: dime, ¿Cuál de los dos relojes está bien para ti? Jacinto observó los relojes, la hora que estaban marcando era súper diferente; buscó el horario de ese momento y volvió con el viejito para indicarle el reloj malo, que contenía la hora equivocada. Don Juan, ¿estás seguro que está equivocado y por qué? Jacinto. Pues es muy fácil de saber, aquí estamos en la mañana y este reloj loco, marca que es de madrugada, está mal. Ninguno de los relojes está equivocado aclaró su maestro; el que dices que está correcto es porque marca el horario de esta zona, pero el otro marca el horario de otro continente, allá es de madrugada ahora, por lo tanto, los dos relojes están correctos. Como estos relojes así ves la vida y las cosas del mundo; lo que no está de acuerdo a tu altura lo ves mal. Lo que no concuerda con tu creencia, está mal. No te dejes engañar por las apariencias muchacho, no juzgues de malo lo que no conoces; porque en realidad esa es la verdad, es malo para ti lo que desconoces; **entre más cosas o personas las mires malas, mas grande es tu desconocimiento de la realidad.** La prueba es: ¿ahora que sabes que esa hora es de otro continente, sigues pensando lo mismo del reloj? No, ya no maestro, respondió el chico. Pues bien, así son todas las cosas; si las desconoces, es malo, llegas a conocer y se convierten en cosas buenas.

Así consiste todo en el mundo; si haces algo, solamente lo haces, si piensas que es malo lo será; si no lo haces, simplemente no lo haces y ya. La inquietud de Chinto por saber más lo llevó a preguntar la otra: dígame, maestro Juan, ¿entonces el alcohol no es malo tomarlo? El anciano. El alcohol es como el agua, si lo bebes en exceso dañará tu cuerpo. El alcohol solo es alcohol, él, no es capaz de hacerte absolutamente ningún daño, el daño te lo haces tú abuzando del alcohol. El vino aquí y en cualquier parte del mundo es vino, no es ni bueno ni malo, solo es vino. La definición se la da cada uno de acuerdo como, para que y tan frecuentemente lo use. Si para ti, el vino es malo, solo es tu punto de vista hacia el vino; y tienes razón, porque para ti será malo. Lo mismo es para quien el vino es bueno, es su punto de vista hacia el vino; y también tiene razón, porque para él, será bueno. Es como si estuviéramos en una montaña, pero tú en la copa y yo hasta abajo; la distancia para llegar hasta ti son de 1,000 metros, y son los mismos 1,000 metros de ti, para llegar a donde estoy yo. Mientras que yo me digo: qué difícil es subir esa montaña, tú dices: qué fácil es bajar esta montaña y ¿eso la convierte en dos montañas? Claro que no, es una sola, solo depende de la forma que se mire y del lugar donde se esté. Todo consiste en la manera en que miras tu vida.

Porque el milagro y la conversión siempre son buenas. Digamos, alguien que no le gusta el vino, pero al pasar el tiempo se vuelve un borracho eso es un milagro, aunque casi nadie lo mire así, pues se ha convertido de sobrio a borracho, el día que se canse de serlo se volverá a convertir en sobrio y sucederá el segundo milagro en él; ahora con una gran experiencia en su vivencia, esto le sirve para crecer, por eso es que no hay nada malo, todas son lecciones, sino ayudan hoy ayudarán después, pero lo harán. **Tu estado de felicidad no cambia por lo que has hecho o dejado de hacer, sino por la manera de verte a ti.** Vivencias buenas. Un grupo de personas comparten sus experiencias vividas y una de ellas dice: pues en realidad yo no he hecho nada de lo que ustedes cuentan; todas las personas del grupo le felicitaron, y se sentían felices de sus experiencias porque habían aprendido la lección, mientras la otra persona se sentía feliz de no haber hecho nada pero aprendió de los demás. Ahora vivencias malas. El mismo grupo de personas con la misma conversación pero negativa, esta persona les cuenta que no había hecho nada parecido a ellos, y todos al escucharle se sintieron infelices porque deseaban haber sido como esta persona, mas esta persona era infeliz porque deseaba haber tenido las experiencias de los demás. Todo depende del punto de vista en que se mire.

Muchos días pasaron, Jacinto seguía aprendiendo cómo deshacerse de su enemigo y don Juan, le iba mostrando una nueva manera de ver la vida hacia su propia felicidad. Mientras que los padres del muchacho seguido llegaban hasta la cabaña queriéndose llevar a su hijo a casa, pero este, cada día sufría menos por el apego a sus padres y de ellos con él. Sus padres no podían entender y estaban lejos de mirar que su hijo no se movería de la sabiduría del anciano pues por él, se encontraba ante el tesoro jamás imaginado y la herramienta para llegar a dicho tesoro era el saber, pues estaba dentro de sí. Aunque le costaba un poco de tristeza mirar que se devolvían llorando, principalmente su madre, pero también le servía de práctica; a Chinto de hacer valer su libertad y a sus padres de respetar las decisiones de su hijo. Y va a doler, pues claro que causa dolor a ambos, por eso muchos hijos y no se diga de las hijas, que por evitar este dolor, no se atreven a pagar el precio y sacrifican su felicidad y muchas veces su adolescencia, juventud y hasta parte de su bienestar en el futuro. Padres que se aferran a sus hijos y no los sueltan, lo cual pasan a ser una pertenencia, o hijos con sus padres; de cualquier forma que sea, todos pierden su libertad; tanto la pierde quien se la pasa cuidando su propiedad, como los que representan la propiedad y en conclusión nadie será feliz. Pero de cualquier forma tú, tomaste la decisión de la situación que estés viviendo ahora, sabiendo o sin saber la tomaste; no te preocupes porque la buena notica es que como haya sido no te equivocaste pues tu decisión fue de acuerdo a lo que sabias en ese momento, si ahora cambiaste de parecer es porque ya sabes mucho más que antes. Volviendo a la historia de Jacinto; una mañana, don Juan notó a su alumno pensativo, acercándose le preguntó la causa y el chico le platicó su inquietud no entendida.

Estoy pensando, en el día que regrese al pueblo no tendré a nadie con quien platicar porque nadie me entenderá, por lo que me sentiré muy solo y no sé si pueda ser feliz de verdad. Todos creen en sus creencias y el que no está de acuerdo se apartan señalándolo de renegado, incrédulo o loco. El maestro Juan, esto te lo explicaré en tres partes. Primero, **no te preocupes por el mañana, vive solo el hoy, vive: un día a la vez y se feliz.** Segundo, ciertamente habrá gente que al no entenderte se alejará de ti, sin embargo también habrá personas que sentirán la energía positiva que nace de ti por tu felicidad y estas se acercarán contagiándose y comenzarán a crecer junto a ti. Y tercero, esto que estás sintiendo son las sombras de la soledad; se trata de un disfraz más de tu enemigo, sabe que poco a poco está perdiendo la batalla contigo y está demostrando que no se dará por vencido nunca. Solo juega con su mayor entretenimiento, pasado y futuro; te hace recordar el pasado como algo estable con toda la gente del pueblo a tu favor y trata de espantarte con el futuro que después de esto ya no tendrás cavidad en la comunidad. Intentará por todos los medios posibles hacerte retroceder porque es la única manera de recobrar su fuerza y su influencia contigo.

Pues como tienen que pasar tres etapas por cada disfraz, lo descubres, lo aceptas y buscas el remedio para curarlo; eso es lo mismo con el enemigo, lo descubres por completo, aceptas su intervención, y trabajas para que él solo se elimine. Aunque te advierto que, cuando creas haberlo eliminado reaparecerá nuevamente, puesto que es como la historia de un vampiro, que le clavan una estaca en el corazón y muere pero no del todo, si alguien saca la estaca cobra vida el vampiro; así es la vida del enemigo, por el momento ya le vas reduciendo terreno, lo vas acorralando y el día que llegues a controlarlo clavarás esa estaca; después tú mismo, irás sacándosela cada vez que encuentres otro disfraz por ahí perdido, pero conforme los vayas aceptando y curando, el contrincante se irá debilitando hasta que por sí solo desaparecerá, será como una de esas mañanas con mucha neblina, pero que terminan venciendo los rallos del sol despejándose por completo, entonces ya no necesitarás la estaca. Jacinto una vez más, ¿y que pasará con mis padres si pasa el tiempo y no cambian, o si no nos entendemos? Si de por sí, y ahora con esto menos. El anciano Juan. Tu tiempo de movimiento, no es su tiempo de ellos. Al querer alterar el proceso de alguien solo lo prolongarás mas, invades su libertad y violas su privacidad. Ellos no creerán a tus palabras sino a tus hechos; no será necesario que te entiendan, porque tú los comprenderás a ellos y no tendrás que decirles nada, ellos mismos despertaran.

Cada persona es como la computadora,
según la programación será el resultado. El
único cambio que está a tu alcance
es el tuyo.

LOS VICIOS DE JACINTO

Maestro Juan, ¿y qué me dices de los vicios? Estos también me prohibieron desde la niñez, ¿Qué me dices tú? Cuando inicias el proceso de renovación, se abre una nueva etapa de tu vida hacia el mundo que te rodea y con ella también, una visión diferente a lo que estabas acostumbrado. Mientras no suceda esto, no podrás mirar más allá de lo que miras; es cuando crees estar bien porque no sabes que podrías estar mejor, o si estas gozando de lo mejor, no sabes que aún puedes ir más allá para gozar de lo excelente. En el mundo de los vicios también se cumplen estas etapas; en la primera vez unos, en la segunda otros y así conforme vas creciendo en saber los vicios van cambiando y subiendo de categoría. Jacinto dijo a su maestro: ¿me lo explicas con más detalle por favor? Porque creo que no te estoy entendiendo. El viejo, Juan, que en tu etapa te enseñaron los primeros vicios como malos; en este nivel que ya te encuentras sabrás que debes curar otros vicios más importantes, no porque sean más grandes, sino porque estos son los que te llevan a cometer los que conoces.

Y aquí solo te muestro algunos; el vicio de los arrebatos, los celos, la tristeza, el mal humor, la preocupación, la infelicidad, el aburrimiento, el sufrimiento, y todas aquellos que te estorban para ser realmente feliz. El vicio es una práctica que lo haces una y otra vez, lo cual según tu pueblo te hace daño, y están en lo correcto; entonces estos vicios que acabo de mencionarte ¿Por qué no llamarlos vicios si también te hacen daño? ¿Cuántos años llevas practicando el mal humor? ¿La preocupación? Cuanta gente se queja y se justifica diciendo: es que me enojé, porque me hicieron enojar, ellos tienen la culpa. Y qué diferencia hay con los que dicen: si me embriago es por culpa de mi pareja que me hace sufrir. Todos se justifican porque no saben que la raíz del problema está dentro de cada uno; y más difícil es descubrirlo por el contrincante que los disfraza muy bien con el cuento de: "ellos me hacen sufrir" "es que los demás tienen la culpa" te aseguro que si un día los demás cambian, y la otra persona no, seguiría sufriendo, porque el problema es interno. Recuerda que sufrías por tus compañeros y el profesor, según tú; saliste de la escuela y ¿se terminó el sufrimiento? Pues no. Seguiste sufriendo en tu casa, en el trabajo, y hasta con las sillas que cargabas. Es una muestra de que el sufrimiento, el mal humor o la preocupación no están en la gente, tampoco en las cosas, ni en el mundo exterior, pero si dentro de tu propio mundo interno.

Sé que es algo difícil de entenderlo, porque siempre te han enseñando a mirar y juzgar el vicio de afuera, pero no el que lo provoca, el vicio interno. Jacinto de nueva cuenta volvió a preguntar, ¿maestro Juan, me puedes dar un ejemplo de esto? El anciano, cuando tu enemigo el miedo, comenzó a robarte la tranquilidad y la paz interna, se fue esfumando poco a poco tu felicidad; inconscientemente emprendiste la lucha por querer recuperarla de nuevo, aquí ya intervinieron la programación de las creencias de lo bueno y lo malo junto con los disfraces del contrincante; así dio inicio la acción por la felicidad; te convertiste en un perseguidor. Caíste en ese gran pantano donde en vez de salir te hundes más, y es bueno porque despertó tu conciencia y te hizo llegar hasta aquí. **Cuando buscas algo es signo de que no lo tienes.**

Cuando querías demostrar valentía a tus compañeros, te demostrabas debilidad a ti; cuando pensabas que si aquella chica te hacía caso, serias muy feliz con ella, era signo de que no lo eras contigo mismo. Cuando querías demostrar ser el mejor vendedor, estabas declarando que eras el peor. Y así fue tu carrera, entre más lucha mas infelicidad, entre más perseguías algo mas difícil se hacía. Y todo por no saber qué, los mayores vicios y limitaciones se encuentran dentro de ti; cuando limpias tu interior; acabas con los disfraces de tu contrincante; él, termina desapareciendo; eliminas esos vicios que no se ven, todo vuelve a la normalidad. Ya no tienes que buscar nada allá afuera porque lo tienes todo. Al ponerte en paz contigo mismo, te pones en paz con lo de afuera. Cuando te encuentras a ti mismo, encuentras todo y hasta lo que no buscabas llega a ti. Y te conviertes en la ley que nos enseñaba el gran Maestro, "todo lo que das recibes." Cuando dejas de buscar afuera lo que buscas y lo buscas dentro de ti, entonces lo encuentras. Te demuestras que te amas, cuando eres feliz contigo mismo, no necesitas ir a ninguna parte, no necesitas más de lo que tienes, ni desear nada porque todo está a tu alcance. Jamás estás fastidiado ni aburrido porque de lo contrario significa que careces de algo.

Cuando llegas a esta altura de tu vida, comienzas a practicar uno de los mandamientos del gran Maestro, **"ama a tu prójimo como a ti mismo."** Cuando ya no te juzgas a ti, ya no juzgas a los demás. Cuando ya no te molestas contigo mismo, ya no te molestas con ninguno a tu alrededor. Cuando ya te aceptas a ti, aceptas a todos como son. Cuando ya miras que todo es bueno en ti, miras todo lo de afuera bueno. Cuando ya comprendes y usas tu libertad, dejas libre a todos los que te rodean. Entonces ya no tienes nada de qué arrepentirte, ni de pedir perdón porque todo es perfecto; **aquí es cuando terminas de aprender y comienzas a vivir.**

Jacinto había logrado un entendimiento que se sentía con el triple de memoria. Su decisión era llegar a la excelencia de la felicidad; estaba ganando la guerra con su enemigo interior, el miedo y la inocencia de no saber. La libertad de Chinto había sido interrumpida desde su niñez, a causa de la inocencia adulta de sus padres, que fueron programando de acuerdo a su saber. Por eso Jacinto comenzó solo a actuar sin ser él, es decir, todo ya estaba, como quien fabrica un producto pero ya tiene el molde para que sea similar; así este muchacho, había sido programado con el mismo molde como todos los de su pueblo; mas interiormente sentía que algo le hacía falta, dentro de sí, tenía un vacio; quería encontrar algo pero no sabía qué; y por lo mismo era presa fácil del contrincante que lo inducia a buscar todo lo exterior. No era feliz pero vivía bien. No tenía la libertad de ser, pero podía actuar libre dentro de su jaula. No era imagen y semejanza de Dios, pero al menos lo era de los demás.

Tantas cosas que cargaba no le dejaban ser original, debido a esto, seguido se encontraba cansado de su vivir, fastidiado de su actuar; cansado de luchar sin tener los resultados deseados; a veces no le hallaba sentido a la vida y deseaba irse a otra parte lejos de todo; y así como Jacinto vivimos muchos hoy en la actualidad, deseando ser diferente en cada amanecer; deseando que todo cambie con un nuevo trabajo; con un nuevo compromiso; con un cambio de vivienda; con cosas nuevas; nuevas amistades; y al momento parece resultar pero al paso del tiempo todo vuelve a ser igual que antes; como si el pasado nos alcanzara de nuevo. Sin embargo no es el pasado sino nuestro contrincante que lo llevamos dentro, junto a toda aquella programación que arrastramos. Todos para sobresalir en algún momento de nuestra vida tenemos que hacer un alto; detenerse a pensar qué es lo que se quiere lograr y decidirse a pagar el precio.

Tú estás llamado a ser extraordinario, eres un/a guerrero/a, despierta ese espíritu de grandeza; solo piensa en los grandes personajes, por ejemplo: Edison, (inventó como producir la luz eléctrica) este gran hombre tuvo que desprogramarse para pensar diferente, por eso cuando todo el mundo creía que no se podía, Edison tranquilo se decía: "yo lo haré, porque puedo hacerlo". O también Johannes Gutenberg, (inventor de la imprenta) le costó pero lo hizo. Lo que distinguió a un hombre llamado Abrahán en la biblia fue: "deja, anda y haré de ti." A los apóstoles de Jesús, "cuando los llamó, ellos dejaron todo para seguirlo". Todos en algún momento necesitamos dejar algo. Algunos dicen: "es un don especial que traen las personas." Estoy de acuerdo, porque ese don de hacer algo extraordinario lo traemos todos. ¿Cuántas veces has tenido que deshacerte de tus sueños porque no existen? No existen porque son tuyos y no los haces existir. No había luz, pero Edison la hizo visible; no existía la imprenta, mas Gutenberg la sacó de su imaginación. Por favor, deja ya de seguir los disfraces de tu contrincante, o de tu programación y actualízate; despierta al genio que vive dentro de ti. No pienses que es demasiado tarde, ni demasiado temprano, es el momento exacto. Tampoco te sientas demasiado solo/a, pide ayuda, pues dicen que: "cuando está listo el alumno aparece el maestro." Jacinto buscó y encontró una realidad totalmente diferente a lo que él, creía que era; pues vivía en un mundo donde su actuar no le producía la satisfacción que emana alegría y calma. **"Cada persona es como la computadora, según la programación será el resultado."** Si te es posible, nunca tomes una decisión en contra de tu voluntad, o tratando de hacer daño a segundas personas, porque te estarás haciendo infeliz a ti, y la segunda: al final la persona más perjudicada serás tú. Recuerda que en la mayor parte de las contradicciones con los seres queridos u otras personas, no son las personas naturales contradiciendo, si no su enemigo. Y todo lo que te griten o con lo que te comparen, nada es contra ti, es un reflejo de la forma de cómo se sienten ellos en ese momento y nada más, compréndelos. En otras palabras, por ejemplo. Si un día alguien te dijera: eres un/a "idiota" y entonces como crees que tú eres "idiota" le contestas: pues tú eres un/a "pendejo/a" y bastan un par de palabras incomprendidas para armar una discusión o pelea callejera sin necesidad, si se comprendieran estas palabras. Las personas se ofenden con estas palabras porque viven de acuerdo a las creencias de los demás, dándoles el mismo significado; ahora, qué pasaría si las interpretas por tu propia cuenta y no les das ningún significado importante, como un par de palabras desconocidas para ti, pues no pasa absolutamente nada. Y esa es la realidad, las palabras no tienen nada, el contenido se lo da cada persona de acuerdo se sienta; si "idiota o pendejo" es causa de ofensa para alguien, eso es una muestra de que tal persona es infeliz consigo misma.

Un joven después de haber competido en una reñida competencia, de llegar todo enlodado, desgreñado y cansado, ganó la carrera; un poco antes de acercarse a recoger su premio, le dicen unas personas cercanas a él, ¿Cómo te sientes? El contestó: como un triunfador. Preguntaron otra vez: ¿ya te fijaste como te miras? Si, como un triunfador, respondió él. Y por tercera vez le preguntaron: ¿y te atreverás a pararte enfrente de esas hermosas chicas? Sonriendo les dijo: claro, porque el triunfador va adentro de lo que ustedes ven. Aquí concluye la historia de Jacinto, alias Chinto. Después de que tuvo la suficiente formación se despidió del anciano Juan, su maestro y se retiró a practicar todo paso a paso. Y con respecto al contrincante, ese anda con sus mil disfraces para ayudarnos a complicarnos la vida cada día. Pues esta historia bien puede ser la de tu hermano/a, de tu primo/a, de tu amigo/a, la de tu hijo/a, de un compañero/a de trabajo, de la persona que quieres, de alguno de tus padres, o gran parte de lo que estás viviendo tú en este momento; y en vez de Jacinto podría llamarse: María, Carlos, Beatriz, Armando, Margarita, Roberto, etc.

Recuerda: Cómo te ves te sientes y como te sientes así actúas. Practica cada día en verte bien, sentirte bien y vivirás muy bien.

Fin de la historia de Jacinto. Espero te haya gustado y lo más importante, que te haya ayudado en algo. No lo olvides, tú también tienes el espíritu de guerrero/a. ¿y tu historia, te gustaría cambiarla? ¿Y junto contigo muchos a tu alrededor? La oportunidad está en tus manos. Pide información de la formación de superación personal y transformación de vida y sube al siguiente nivel. No importa dónde te encuentres, escríbenos, juntos hallaremos la solución. Si practicas alguna doctrina religiosa, perfecto, muchas felicidades; lo más seguro que ya cuentas con la conversión de vida, entonces ya estás listo/a. Si no practicas ninguna no hay problema, te podemos ayudar en la superación, porque para la transformación todos califican. (No somos una organización religiosa pero respetamos tu creencia independientemente que tengas, lo que si te garantizamos poder ayudarte a transformar tu vida.)

Para contrataciones de talleres y seminarios, o cualquier duda, comentario, o pedir información, escríbenos a: oradoryescritor1@ yahoo.com o también a: libertadysuperacion@yahoo.com a nombre del grupo: Libertad y Superación, muchas gracias.